実際なんとなく感じていた。
自分の体が、絶対おかしいということを。

第1コース

第2コース 115

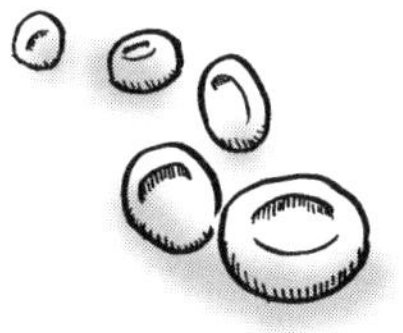

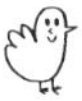

第3コース 175

第4コース 229

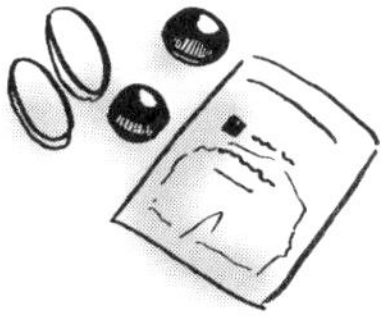

第1コース

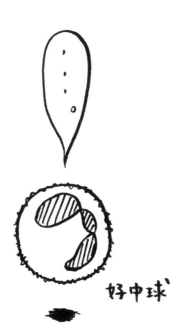

好中球

第1日目　口の異常、血の異常

先月末から、歯茎の出血が止まらない。止まっては別の箇所、止まっては別の箇所というように、常にどこかしらから出血している。

しばらくすると血がゼリーのように固まり、止血できそうにもなるが、歯磨き等でそのゼリーは簡単に取れてしまう。口をゆすげば洗面台は真っ赤に血で染まる。最近は口の中が常に血だらけであり、常に血の味と臭いがしていた。

この程度ならと、自分を納得させ病院は先送りにしていたが、しかし前々日。舌に2か所、直径5ミリほどの赤黒いアザのようなものができていた。それが少しピリピリしたため、僕は今日の休みを利用し病院に行くことにした。ネットで調べてみると、この症状は、口腔外科というところに行けばいいようだった。

午前10時、口腔外科のあるY病院へ行った。受付で問診票やらアレルギーやら、「研修医・学生の見学に協力しますか?」といった大量の紙にサインし、受付の中年女性に「口腔外科をお願いします」と申し出た。受付の女性は僕の症状を知り「これは保存科ですね」と別の診療科を勧めた。

なるほど。この症状は保存科だったか。保存科というのもなかなか謎だが、危うく大恥をかいてしまうところだった。約50分後、僕は診察室に通された。

大学時代はテニスサークルに入ってました的なフレッシュ先生に、ここ最近の口腔内の悩みを伝える。

「歯茎から出血が止まらなくて……」「ベロにアザみたいなやつが……」

「では、早速ですが、お口の中を見せてください」

フレッシュ先生は口をのぞき、「ん?」と困った声をあげた。当然だ。なぜなら、この日に限って血はピタリと止まり、ベロのアザも小さくなっていたのだ。

どうした、逆に！　我が口よ
昨日はあんなに洗面台に血を吐き散らかしていたじゃないか
今こそ存分に出せばいいんだよ。フレッシュ先生が引くくらいに！

僕は本日の自分の体調の良さを呪った。

「いや、今でこそ血は出てないですが……」と、体調不調を必死にアピール。病院で不健康を願う自分に違和感は感じるが、しっかり診てもらうためにはしょうがない。嘘つきでは終われないのだ。するとフレッシュ先生は僕にこう告げた。

「これは口腔外科ですね」


オイッこら！　受付のババァ！　やっぱ口腔外科じゃねぇか！

僕はよもや歯茎から出血しそうな勢いで歯を食いしばり、悔しさを押し殺した。

「急いで紹介状を書きます。受付があと10分で終了なので急いで行ってください」とフレッシュ先生に告げられ、受け取った紹介状を握り、口腔外科まで階段を激走した。ちくしょう、あのババァ適当なこと言って一番空いてる保存科に回しやがったな、ゴホゴホ。ゴホッ。ゴホゴーホ。……ゴホン。ゴホッ。ヴン……ゴホッ。

なかなか治らない風邪の咳が出るなか、心の中でしつこいくらいに悪態をついた。

口腔外科の診察室はパーテーションで仕切られており、僕は一番手前の診察ベッドに通された。今度は、医者という職業に天狗になっている若い先生が面倒くさそうに問診してきた。

紹介状と僕の口を見て、彼は半笑いだ。

「う〜ん、特に問題はなさそうですね」

ここで僕が何も言わなければ治療はこれで終わっていただろう。でも僕はここで終わらすわけにはいかなかった。実際なんとなく感じていた。自分の体が、絶対おかしいということを。

「スイマセン、血液検査だけお願いできますか?」

彼は決して快い返事をしたわけではないが、採血と止血時間の計測をしてもらえることとなった。検査はほんの5分ほどで終わり、僕は再び待合室で待つよう言われた。

少しすると診察室と検査室の間で何やらバタバタし始めた。大丈夫か? めちゃくちゃヤバい気がする。心臓が苦しい。ドキドキする。呼吸が浅い。僕はマスクを少しズラした。

「どうぞー」

若天狗先生に呼ばれ再び診察室に戻った。するとそこには、若天狗先生と他におじさん先生が待っていた。

「医学部長の○○です」


マジかよ……


「実は血液を検査して、白血球の数値が異常なことがわかりました」

……やっぱりか。目は開いているが何も見えていない。見えているが視覚という情報は何も入ってこない。脚が震える。脈が早くなる。

「かなりの確率で血液疾患の可能性があります。違う病院の紹介状を書きますので、月曜日の朝一番でそこの血液内科に行き詳しく検査してください」

表情は固まり心は不安に支配された。脳が麻痺する。そんな落ち込む僕に、医学部長はこう声をかけてくださった。

「で、では今から、写真を撮らせてください」

はい？

「ま、まずはマ、マスクを外してもらって、か、顔から」

医学部長からは少しの昂ぶりが見受けられた。デジカメを構えるのは若天狗先生。そこに医学部長が指示を送ると烏天狗ように軽やかに飛び回る。

ピピッ、カシャ。ピピッ、カシャじゃないんだよ。しっかり半押ししてピント合わせちゃって。こちらにはとてもシャッターチャンスを与えられるほどの余裕なんかない。そりゃ、口腔外科に血液疾患の患者が来るのも珍しいだろう。だが、こちらだって宣告された後の余韻をいただきたい。

そこに加えさらに医学部長は「おーい、お前らもちょっと見てみろ」と研修医だか学生だかを集め、出張ナマ講義を始めた。こっちはもう泣きそうだ。「研修医の見学に協力しますか?・」の紙にサインしたことにすごく後悔した。

診察が終わったのは正午過ぎだった。もし僕が予想している病気だとしたら、この先僕はどうなってしまうのだろう。考えただけでも吐きそうだ。まだ今日は半分過ぎただけだが、僕はこれからの生き死にのことを真剣に考えなければならない。

オレかぁ。オレなんだよなぁ。

事実の確認と答えのない疑問が頭を渦巻く。表情が固まったまま待合室のイスに腰掛けて会計を待った。数十分待たされていても、このままずっと名前など呼ばれなければいい。このまま時間が進まなければいいとも思った。

絶望のなか放心していると、僕の前を保存科を勧めた受付の中年女性が、同僚と帰って行った。笑っている彼女を見て、いまこの瞬間を笑って過ごしてる人だっているんだよなぁと、漠然と思った。別に腹立たしいとか羨ましいとかそんな感情も一切なく。

ただ、事実として漠然とそう感じた。

第2日目　思い出に告ぐ「ありがとう、さようなら」

起きた。まだ生きてるんだ。

昨日の夜、寝るのが怖かった。次の日、目が覚めるのか不安だったから。今までそんなこと考えたこともなかっただけに、いつもの天井をしばらくボーッと見ていた。昨日のことは嘘なんじゃないかとも思ったが、机の上にある病院の紹介状が、それが現実であるということを充分に証明していた。

今年に入り、僕はずっと風邪をひいていた。そして、その症状をきっかけに、体の異常は様々な部分に広がっていった。症状が増えるたびにネットで調べ、その頻度は時を経るごとに増えていった。検索を重ねるほどに、徐々にある病気に絞られていった。僕は不安と恐怖の好奇心、そして、自分とある病気との〝不一致〟を探すために、遂には一日に数回検索するようになっていった。

口内の出血、止まらない咳、貧血、息切れ、寝汗、治らないアザ、ふくらはぎにできた赤い点々。調べれば調べるほど、ある病気に近づいた。

僕はいずれ治るさ、と自分に言い聞かせていた。ネットの情報なんて出どころもわかんないんだしって。でも、体は何にも回復してこなかった。昨日の受診は覚悟の受診だった。そして血液の異常。これはもう認めるしかない。僕は次の行動に進まざるを得なかった。

もともと生に対して特別な執着はないが、いまの状況では死ねないのも事実。身辺整理をする必要があった。最悪、明日から入院するかもしれないと思い、仕事に関しては昨日の病院後に会社に行き、残っている作業と引き継ぎを何とかまとめた。

そして今日は家の整理。最優先にすべきは、ＰＣにあるエロ動画の削除だ。ひょっとして自分のＰＣに触れるのも今日が最後かもしれない。そう思うと、このチャンスは絶対逃せない。むしろチャンスがあってありがたいくらいである。

もし、僕が死んで家族がＰＣの電源を入れたらどうなるだろう。そうなれば、エロ動画たちが溢れ出てきてしまうのは、悲しいかな、逃れられない。玄人好みすぎて引くかもしれない。その量に引くかもしれない。とにかくその中身で、人々を感心させられる自信はない。そうなれば、得られるのはただの軽蔑。死びととなってから軽蔑されるというのは、僕としても不本意である。

もちろんエロ動画を削除することも不本意であるが、それはしょうがなかろう。美しいエンディングを演出するのは自分自身なのだ。

僕は「ありがとう、さようなら……」という覚悟を込めて思い出をゴミ箱に入れ、空にするボタンをクリックした。『クシャ』という効果音とともに、すべてが消えて無くなった。それにしても、憎々しいは病からくる自分を取り巻く環境の変化よ。

夕方くらいの落ち着いたとき、両親に連絡を入れた。

「最近体調がおかしくて、昨日病院で血液検査をしたんだけど、白血球の数が異常らしい」

僕は恐怖で言葉を詰まらせるのが嫌だったので、一気に言葉を電話に流した。躊躇したらこんな恐ろしいセリフは言えない。

「明日Z病院の血液内科で再検査して正式に何の病気かわかると思うから、また明日連絡する」と伝えた。

父は「ほんじゃあ、東京から地元に帰ってこい」と言った。僕は適当に返事をして電話を切った。

なんだかんだで時刻は午前5時。夜更かしは体に悪いと思うが、もはや体は悪いのであり、今更一日くらい早寝をしたところで、僕の体はどうにもならない。

第3日目　衝撃3

検査のために会社には休みをもらい、朝イチでZ病院に向かった。

Z病院の受付でY病院の紹介状を提出。問診票とアンケート用紙を渡された。その中には、大病が見つかったときのアンケートも含まれていた。選択肢は3つ。「すべて聞きたい」「病名だけ知りたい」「聞きたくない」の3種類。僕は「すべて聞きたい」に○をつけた。事実を知らないことには、これからの動きようもない。そう納得した上での行動だったが、恐ろしくて手が震えた。

血液内科の待合室に着く。紹介状に何が書いてあるのか知らないが、そのとき待合室にいた順番とは関係なく、僕はすぐ診察室へ呼ばれた。

ハツラツとした先生から少しだけ診察を受け、診察室の奥にある簡易治療スペースのような場所に通された。まず採血をし、血圧を測った。続いて体温を測ると37・8℃もあった。やればやるほど追い込まれていく。

何も考えられずボーっと待っていると、ハツラツ先生が採血の結果を持ってきた。

「やはり血球の数が異常であることは間違いありません。そして採血の結果、白血病細胞※が見つかりました」

ハツラツ先生はサラリと教えてくれた。モタついても雰囲気が重くなるだけなので、平然と話してくれたのだ。逆にありがたかった。しかし、こうして絶望と恐怖は、形をハッキリさせ、僕の前に現れたのであった。

それにしても白血病とは白血病細胞なるものが、引き起こしているようだ。怖っ！　白血病細胞っていう名前がめっちゃ怖いやん。

ハツラツ先生は、今後のことを普通のテンションで普通のスピードで話してくれた。

「状況としては、今すぐ入院したほうがいいです。治療には時間がかかります。それに一人では難しいでしょう。だれか協力してもらえる方はいらっしゃいますか？」

協力者かぁ……、一人は無理かぁ……。ってことは……。恋人もいない僕の協力者は実家しかなかった。普通に嫌だがしょうがない。

※白血病細胞：白血病細胞が多く存在していることで白血病と診断される。白血病細胞が増殖すると、正常な血液細胞を作る力が抑えられるため、様々な症状が出てくる

「……東京にはいません。地元で治療したいと思います」と告げると、ハツラツ先生は地元のX病院宛てに紹介状と連絡を入れてくれた。でも、僕は頼れる人がいるだけ幸せなのかもしれない。治療を受ける機会が得られているんだから。ハツラツ先生から「かなり危険な状態であるのは間違いないので、今日中に実家に帰って、明日の朝イチで地元のX病院へ行ってください」と指示を受け点滴と人生初の血小板の輸血を受けた。病院を出る頃には日は傾いていた。

東京生活最後の帰宅。ちょうど、父から電話があった。

僕はツラい気持ちをなるべく抑え、今日の結果を伝えた。そして、明日朝イチで病院に行きたいから、今夜中に地元に帰る予定を告げ、夜の十時半くらいに最寄り駅に迎えに来てほしいと伝えた。すべてを聞いた父は、少し大きめの声でハッキリ僕にこう言った。

「そんな時間だと、一杯やっとるかもしれんで迎えに行けん。タクシーで帰ってこい。タクシーもこんな町じゃ、おるかわからん。もし、タクシーもおらんかったら、そんときもう一回連絡してこい、どうするか考えるで」

ええええっ!?

昨日「帰ってこい」って言ったわりに、迎える気ゼロやん「一杯やっとるかもしれん」って、まだやってないんだから、やらずに待っててくれ給え。それに「もし、タクシーもおらんかったら、そんときもう一回連絡してこい、考えるで」って。

タクシーおらんなぁ、よし電話しよう。「……タクシーないもんで、考えがまとまったら、また連絡して。じゃあ……、プー、プー」さぁどう対策してくれるかなぁ。返事が来るまでどうしようかなぁ。近くに店は、ないかぁ……。とりあえずタクシーのロータリーで待つか。寒いなぁ……

でも、今から何か考えてくれるんだから30分くらいしたら、何かしら連絡くれるよねぇ……。30分ね。うん。タクシーのロータリーで。はぁ。それにしても、寒いなぁ……。はぁ、はぁ。星が、き…れ…い…だ…な…

いや、この寒空の30分は、白血病だけど、白血病じゃない理由で死んでしまうわ！　2月前半の夜、一番寒い。それに一応白血病だし、オレ。白血病の人だし！

とりあえず、タクシーの手配だけしとこうかと思ったところに母からメールが届いた。

「ちゃんと迎えに行くからね」

「ありがとう」と返事を送ったが、こうなってくると、さっき感じた、頼れる人がいるだけ幸せという考えは大きく揺らいだ。頼れる人がいることで生じる困難。あらためて、地元に帰るのに不安を感じた。

新幹線に乗るため東京駅に向かっている途中に女性上司から折り返しの電話があった。それは、さっき僕が検査の結果を伝えるためにした電話の折り返しだった。途中の駅で降り、電話に出た。

「今日の検査ですが……」

言葉に詰まる。スッと言葉が出ない。咳払いを一つ挟み何とか声を絞り出した。

「急性骨髄性白血病でした」

この言葉は重い。病名を口にするにも労力を使い、また言い終えてからも疲れが溜まった。不思議なことに人に伝えるために発した言葉のはずが、自分にも返ってきてギュッと胸を締め付けた。

上司は「え？　うそ？」と言葉を失っている。嘘みたいな話なので、そうなるのもしょうがないと思う。僕は胸に巻きついた言葉の鎖をちぎるように一度深呼吸をし、肺を膨らませた。

「明日、おそらく即入院です。治療のために地元に帰らないといけなくなりました。お世話になりました」

なるべくハキハキとしたトーンで挨拶をし、早々に電話を切った。

かなり短い電話になってしまったが、自分が堪えられなかった。声に出すほど恐怖が増した。明るいトーンで自分を守らなければ、涙が溢れてしまいそうだった。会社は理解してくれて、揉めることもなく辞めさせてくれた。やりかけの仕事もあったし、急すぎるし迷惑をかけてしまった。もし、僕が人望も実力もある人間であったとしたらと思うと、ゾッとするかぎりである。

電話を切り、落ち着くためにしばらくホームのベンチに座っていると、スマホが震えた。兄からのショートメールだった。

「独りにはしないから」

その一文を見た途端、僕の目から大量の涙が溢れた。ずっと一人で受け止めようとしていたのがしんどかったのかもしれない。一緒に、事実と向き合ってくれる人がいることが嬉しかったのかもしれない。

一人がいいと思ったり、「独りにしない」と言われ泣いたり、どっちなんだと思うが、僕には死ぬ前に感謝を言うべき人がたくさんいて、その人たちを考えるだけで涙がどんどん溢れ出してきた。死んだら人に「ありがとう」も言えなくなるんだと思うと、また涙が流れ始めた。

新幹線の席について、今日初めてのごはんを泣きながら食べた。牛たん弁当。新横浜に着く頃にはもう食べ終わっていた。今日はさすがに疲れた。目を閉じ、記憶をたどる。

白血病の宣告のときも驚いたけど、なにあれ？　保険証出して、検査と点滴と輸血で5万6千円?……。たっけ！　正直、白血病のインパクト弱まったもん。引くわマジで
振り返れる今日の記憶は本当ろくなものがない。病気の宣告、父の乱心に並ぶ、病院の支払い。衝撃の出来事3つ。

のぞみは西へ向かう。あ〜眠い。牛たん弁当を食べ、ぐぅぐぅ寝ている自分は、ひょっとしたら健康なんじゃないかと思った。

第４日目①　正解は「梅干し」でした～

紹介してもらったX病院は、実家から3つくらい市を跨いだところにあった。血液内科というのは、なかなか特殊なようで頻繁に設置されているわけではないようだ。

昨日、Z病院のハツラツ先生から「東京でも地方でも、白血病の治療は統一されていますので、安心してください」と言われていたので、地方の病院であるという不安は払拭された。

車で1時間弱ほどでX病院に着いた。僕は、徐々に近づく病院を見るのも嫌だったので、道中ずっと俯いていたが、運転をしてくれていた父は、普段と違う一日に妙にテンションが上がっていた。

父は昨夜から「朝ごはんは家で食べとると遅くなっちゃうかもしれんで、コンビニのおにぎりにしよう」と妙な計画を立てていたらしい。病人の迎えを断り計画したにしては、かなりどうでもいい提案だった。雰囲気から察するに、いつもは家で摂る朝ごはんが、コンビニのごはんになることに気持ちが昂っていることは想像に容易い。

車内でもコンビニおにぎりを心配するトークが続いた。

「コンビニに寄っておにぎり買わんといかんもんで……」とか「この道だったら、あそこのコンビニがええなぁ……なぁ?」とか「あそこのコンビニに寄るなら、こう行ったほうがええなぁ……なぁ?」とか、しきりにおにぎりを気にしていた。おにぎりに失敗は許されないといったところだ。

毎セリフ「なぁ?」と呼びかけられる助手席の母もなんとなく悲惨だった。

「うん」と答えてはいたが特に頭を回転させられている様子はなかった。前日、急に息子が白血病だとわかり、不安で頭がいっぱいだったのは、後部座席からでも感じて取れた。母が僕と同じであれば、どこでもいいから、好きなコンビニに寄っておにぎりを買って来てくれ。だから少し黙っててくれ、という思いだっただろう。

「お前は何にするだ」

コンビニに着くと父が言った。

とても食べ物が喉を通る状況ではない。コチラはぐったりと絶望しているのだ。僕は「いらない」と答えたが、父は引かない。

「いらんー? 食べんとチカラ出んぞ。なぁ」と、孫悟空やルフィのようなことを言ってくる。無視していたが「あぁ? ほんで何にするだ?」と父からの追求が続く。

僕は仕方なく母に希望のおにぎりを頼み、受け取ったおにぎりはそのままバッグにしまった。

「こうゆうもんも、たまに食べるとうまいな」

父は、美味しい理由はあくまでたまにであるからだとし、ご機嫌で再びハンドルを握った。一つ食べ終わると「お前は何のおにぎりにしただ?」と嬉しそうに何度も聞いてきた。

あぁ、しんどい。もうどうでもいいやん、おにぎりの具は。めちゃくちゃ不安な僕の心情を察してくれ、頼んます。僕は自分に喋りかけられているのがわかってないふりを決めこんだが、車内ではさすがに無理があった。

「あ？　おい。なんにしただ？　なぁ」

おにぎりの質問責めは止まない。黙っていると、たまらず母が答えてくれた。

「梅だよ」

「梅か……」

「……」

「……」

終わり！

「梅か……」で終わり？　あんだけしつこく質問して「梅か……」で終わり？

なんの必要があった？　この会話。

僕は一人で電車で行けばよかったと本当に後悔した。

第4日目② バーサーカー

主治医はY先生と言った。優しそうな先生だ。よかった。なるべく優しい地獄になりますように。

今日の採血結果が配られ、Y先生は白血病と治療の説明を始めた。もしかしたら今日の検査で「限りなく白血病に似ているが、結局白血病ではなかった」みたいな偶然も願ってみたが、やはりそんなことは起こらなかった。

「現在、白血球が3万という異常に多い数値になっております。正常値の約10倍で、この白血球が赤血球と血小板を攻撃してしまうため、赤血球と血小板は基準値より減ってしまっています。赤血球が少ないと貧血を起こしますし血小板が少ないと傷口が治りません」

赤血球は正常値の2分の1、血小板は昨日輸血して4分の1程度。そしてさらに驚きの事実。

「白血球は病気などの菌に対する抵抗力となります。現在たくさんありますが、ほとんどが白血球の役割を果たしていません」

なんだってーー!

何をやってくれてんだ白血球。まともに働きもしてない奴同士で徒党を組んで、真面目に働いてる赤血球や血小板の足を引っ張っているだなんて。それじゃあただのチンピラじゃないか。どうしちゃったんだよ、お前。昔はあんなに優しかったじゃないか。そんなお前がどうしてこんなふうになっちゃったんだよぉー。

先生は続ける。

「白血病の原因はまだわかりません」

でぇーい！

これが白血病という病気だった。僕自身は元気なのだが、ケガして菌に感染すれば抵抗できずそのまま死んでしまう。そんな病気なのだ。そして引き続き治療の説明を受ける。

「赤血球や、血小板は輸血できますが、白血球は鮮度を保てないので輸血ができません。なので、自分でちゃんと正常な白血球を作れる体にするために、白血病細胞を攻撃する抗がん剤を使った化学療法で治療を行っていきます」

検査項目	結果	正常値
白血球	30.4 ▲	3.3-8.6
赤血球	2.59 ▼	4.35-5.55
血色素量	7.7 ▼	13.7-16.8
血小板	4.2 ▼	15.8-34.8
CRP	0.3>	0.3 以下

めちゃくちゃなことになっている。
白血球10倍て！　ほとんど活動してないて！　他の血球圧迫してるて！！
（第４日目）

抗がん剤か……。よく聞くよ。ツラいツラいでお茶の間を賑わすあの抗がん剤ね。ドラマや映画でも有名な、毛が抜けてげっそり痩せて、嘔吐を繰り返すアレだ。

30才、男、白血病。ついに抗がん剤デビュー。

早すぎる。怖い。嫌だ。病気を治すためだけど、覚悟決まんないよ。

もう、顔はずっと俯いたままだ。見るともなく渡されていた資料に目線を落としている。顔をあげる気力は、今はもう無かった。

「抗がん剤治療は4コース行います。1コース目で悪い状態から寛解※を目指します。そして、残り3コースで駄目押し的に化学療法を行い、より良い状態の持続、完治を目指します。現在の予想では70％が寛解、20％が非寛解、10％が早期死亡です。非寛解のときには、骨髄移植を行いますが、これはかなりツラい治療となります。なので抗がん剤で寛解になるのが一番望ましいでしょう」

ぬぬぬ……。なんということだ。想像以上に回復が見込めるのは不幸中の幸いだった。だが、例の苦しい抗がん剤でも治らない場合には、さらにツラい骨髄移植を行うだと？　そんなん抗がん剤〝損〟ではないか。

それに早期死亡て。死亡を使って四字熟語作ってんじゃねぇ。怖ぇえんだよ。俳優志望とはわけが違うわい。早期死亡には夢が無いわい。

最悪だぁ。もう。ほんと最悪だよ。しかも寛解って。なんか騙し騙し感の強い寛解状態が目的地か。ゴダイゴのガンダーラ的な。あるのかないのか。そこに行けばどんな夢も叶うのか。

※寛解：検査で白血病細胞が見つからない状態だが、見つからないだけで体内には白血病細胞が残っている場合は、治療を続けないと再発することがある

はぁ。

「抗がん剤治療は、悪い白血球だけを攻撃できるわけではありません。白血球と同時に赤血球も血小板も減少します。そうして、悪い白血球の絶対数を減少させるものと考えてください。その際、血球の低下と同時に抵抗力がグッと下がります。なので、その時期は感染症予防のためにもクリーンルーム※で治療を受けてもらうことになります。血球の数字が上がってくるまでは出られません。自力で血球の生成を行えるようになり安全数まで数字が上がってくれば一時退院となり、これが１コースの流れとなります。白血病は治せる病になってきています。なので、化学療法を４回繰り返して、寛解を目指しましょう」

要するに、僕の体が元気であれば悪い血を作ってしまうので、抗がん剤で弱らせて正しい状態にリセットしましょうということだ。

おい！。我が体よ。今やってる作業をすぐ止めるんだ。オレの話を聞いてくれ。まず白血球の製造ラインだがちょっと多い。そうだな、10分の1ないしは、９分の1。それで充分で、あ、オイちょっと待て、いま何やった？　行動を活性化させるためにバーサクかけた？　は？　あのファイナルファンタジー※※のやつ？

こらこら。バーサクはダメ。だから白血球が凶暴化しちゃったんだよ。そう、バーサクは厳禁。バーサーカー的なやつになっちゃうから一番コントロールするの難しいんだから。いいね？　無理に活性化させなくていいんだからね。

※クリーンルーム：空気中の浮遊微小粒子、浮遊微生物が限定された清浄度レベル以下に管理され、温度・湿度等を一定の基準に制御する医療用無菌病室
※※ファイナルファンタジー：日本のゲーム設計者坂口博信によって生み出され、スクウェア・エニックスによって開発・販売されているRPGのシリーズ作品

はい、じゃあ白血球班集合。

バーサクはダメ。今日いない子にも周知しといて。いいね。そう。一回も。白血球暴れちゃうから。え？　あ、赤血球班と血小板班はいいの。そのままで。そう。何も変えなくてよし。いままで通りお願いします。あ、製造中止で余ったラインですか？　うん。そこは、僕のコンプレックス解消に回します。え、なに？「だったらまずは顔ですね？」だ？　こーいつー、調子に乗るんじゃないの。は〜い、戻った戻った！

なんて感じで、爽やかに軽やかに、大人っぽく穏便に。誰も傷つけないように血液の製造ラインと交渉したかったなぁ。もちろんオレに悪いとことかあったら出来る限り協力するしさ。だから、こうゆう大きいことやる前には言ってくんなきゃあ。急にそうゆうことやっちゃダメよ。サプライズってなんかこうゆうことじゃないじゃん。

なんで、自分のことですら自分でコントロールできないんだよ。

マジバーサクー。

第４日目③　この不安定にも作り上げられた気遣いのタワー

Y先生の話のあと、看護師さんによる病院生活の注意の話、薬剤師の先生による抗がん剤の話が続いた。各説明のためいろいろな人が入れ替わりでやってくる。

父は来る人全員に「知り合いの医者が言っとっただけど、今は髪が抜けない抗がん剤があるらしいね？」と、問いかけた。結果は聞かれた者全員が同じ答えだった。

「ちょっと聞いたことありません」

なぜ全員に同じ質問をしたのだろう。最初にY先生に「知らない」と言われたんだからそれでもう充分なはず。じゃあ逆に、だれの答えだったら信じてくれるのだろう。知り合いの医者のハードルは高い。それにその内容。相手から、大病なのに髪の毛に未練を持っているナルシストな息子さんが、シャイで自分じゃまともに聞けないから、親に頼んで聞いてもらってるのかな？　なんて思われては誠に不本意だ。僕は何も頼んでない。彼のスタンドプレーなのに。

そもそも、知り合いの医者とはだれだ？　実在しているのか？

医者の知り合いがいるってことと、医療の知識を持っているところを見せたいだけなのをわたくし、ビシビシ感じております。息子超絶グロッキーの中、よし知識人をアピールする絶好のチャンスだ！　じゃないのよ。

あまりに諦めが悪く毎回聞くので、だんだん僕と母は恥ずかしくなってきた。そんな父を僕と母は止めもせず、後押しもせず遮ることもせず、ただただ表情もなく見守った。

最後の説明はベテラン看護師さんによる、抗がん剤の副作用の話だった。僕にとっては最も気になる話。

「いまは昔と違って、抗がん剤もだいぶ楽になっていています」

でもやっぱり、頭に浮かぶのはドラマや映画のイメージ。変わり果てた姿になりながらも、その抗がん剤がうまく作用しなければ更にツラい骨髄移植、早期死亡……。

可能性を考えるだけで恐怖が頭の中を渦巻く。叫びたいような叫ぶとこを見られるのは恥ずかしいような。唇は冷たい。怖い。僕は失礼だと思ったが、だんだん相槌を打つことも放棄して話を聞いていた。そのかわりに母が「うんうん」だとか「はいはい」と言ってくれている。

「主な副作用として、発熱、吐き気・嘔吐」

「はい」

「スー、スー」

「倦怠感とか、粘膜障害で下痢や便秘、口内炎が……」

「スー、スー」

「はい、はい」

「で、え〜っと、2週間くらい経つと髪の毛ですね……」

「スー、ゴッ……」

あッ。あ〜ッ？　父寝てる！

ずっと資料ばかり見てて気づかなかったが、ベテラン看護師さんも不自然な体の向きにし

～ ケルベロス ～

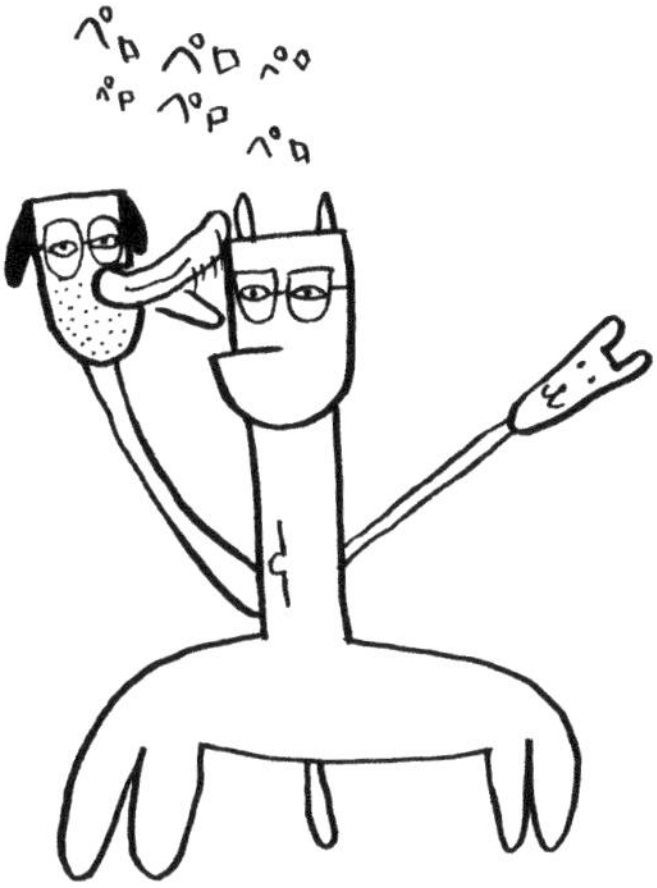

こうして僕は病により生死の境を往来することとなったのである。
ケルベロスとは冥府の入り口を守護する番犬。３つの頭を持つ犬として神話に登場する。
架空の生き物であるので、画像がイメージであることはお許しいただきたい。図は右犬が中犬を毛づくろいしているところ。

て、寝ている父が視野に入らないようにしている。父が寝ていることなんか気づいてませんよ、といったスタンスを演じてくれているのだ。なんと申し訳ないことだろう。

それに母。これでもかというほど下を向いて、全く視界に父を入れないように資料を見ている。それだけではない。母は父の寝息を響かせないように「はい」という回数も増やしている気がする。これはもはやチームプレイといってよいだろう。

この不安定にも作り上げられた気遣いのタワーを、僕の反応いかんで破壊してしまうのはあまりに野暮だ。僕も気づいてない感じにする。それが看護師さんと母に対する、僕なりの敬意だ。

うん、しょうがないよ。おにぎりも食べたし、眠いね。お腹膨れたから。うん。だからもう、このまま少し黙っててください。

ちなみにこのときにはもう、ベテラン看護師さんに「髪の抜けない抗がん剤は聞いたことないです」って言われた後でした。

明日は、午前中に骨髄液の採取をするらしい。そして午後からは上腕の血管から心臓近くまでカテーテルという管を通すという。明日一日で体はメチャクチャになる。

白血病とか死ぬのとか、ほんとにどうでもいいけど、それに付随してくる、痛いや苦しいは本当いや。骨髄は痛いって聞くよ。カテーテルって何？　腕から心臓近くにホース通すってどうゆうこと？　想像ついてないけど充分ビビってるよ。

あ！　梅のおにぎりバッグに入ったままだ。

第5日目①　フィフティーショルダーとマルク※

6時に看護師さんがやってきて起床。

はぇぇ、健康はしんどい。ボーっとする頭の中、言われるがままに体温・血圧・体重を測り、すぐ二度寝した。

今日は骨髄液採取、マルクが予定されている。

「先にシャワーを浴びましょうか」

看護師さんに言われ、入院生活初のシャワー。トイレは各個室に付いているが、シャワーはクリーンルームエリアに共同シャワールームがあるようだ。

「点滴のつながった右手首はあまり上に上げないでください」

僕は左手で洗うことになった。

が、いまのオレにいけるだろうか。30才だからって甘く見てもらっちゃ困る。オレの左は、五十肩。それでも右が無理ならチャレンジしてみようじゃないか。まずはシャワーヘッドに手を伸ばし……。

「ひぃー、いてー」

肩があぁ！　上がらねぇぇ。聞けこのミドルエイジばりの叫び声を。そうやすやすとオレの左手に期待するのは大間違いだぜ、看護師さん。あたたた……。

※マルク：骨髄穿刺（こつずいせんし）検査。胸骨もしくは腸骨から注射器で骨の中の骨髄組織を吸引して検査する

壮絶なシャワータイムを終え、部屋でドキドキしていると、ついにマルクの時間になった。ほんとかっこいい名前してやがるぜ、マルク。それに引き換え、なんだ！　五十肩。名前を出しただけで、若い子たちに笑われてるじゃないか。自信を持て、フィフティーショルダー。お前だって笑えないくらいマジでめちゃくちゃ痛いんだから。

処置室まで移動すると、主治医のY先生が現れた。半ケツになり、うつ伏せに寝るよう指示を受ける。まずは、麻酔の注射。怯えきっている僕は、無呼吸状態でスタンバイ。

いっ……たぁ……。麻酔が痛いよ。尾てい骨より少し上に麻酔を打たれ、Y先生に効果の確認をされた。

「これ痛くないですか？」

うーん。痛みは感じない気がするけど、何かが当たっている感じはする。え？　どうなんだろう。背中側で何をされてるのか見えないので、元々の刺激のレベルがわからない。なんとも返事に困っていると「では始めていきますね」という言葉とともに施術は始まった。

ひぇぇぇぇぇ〜。

ググググ……。あぁすごい。すごい圧。なんだ？　腰下やや左に圧を感じ、にぶーい痛み。おおこれが骨髄液を引き抜かれるということか。この程度の感じということは麻酔は効いているんだろうが、なんだか嫌な感触。と思っているうちに終了。意外と早く終わった。

僕はいろいろ見えるのが恐かったので、先生や作業とは逆方向に首を向けて施術を受けた。抜き取りのあと、後ろから掃除機みたいなフォ〜という音が聞こえてきて、なんだが、すごい

～ 抗がん剤治療 ～

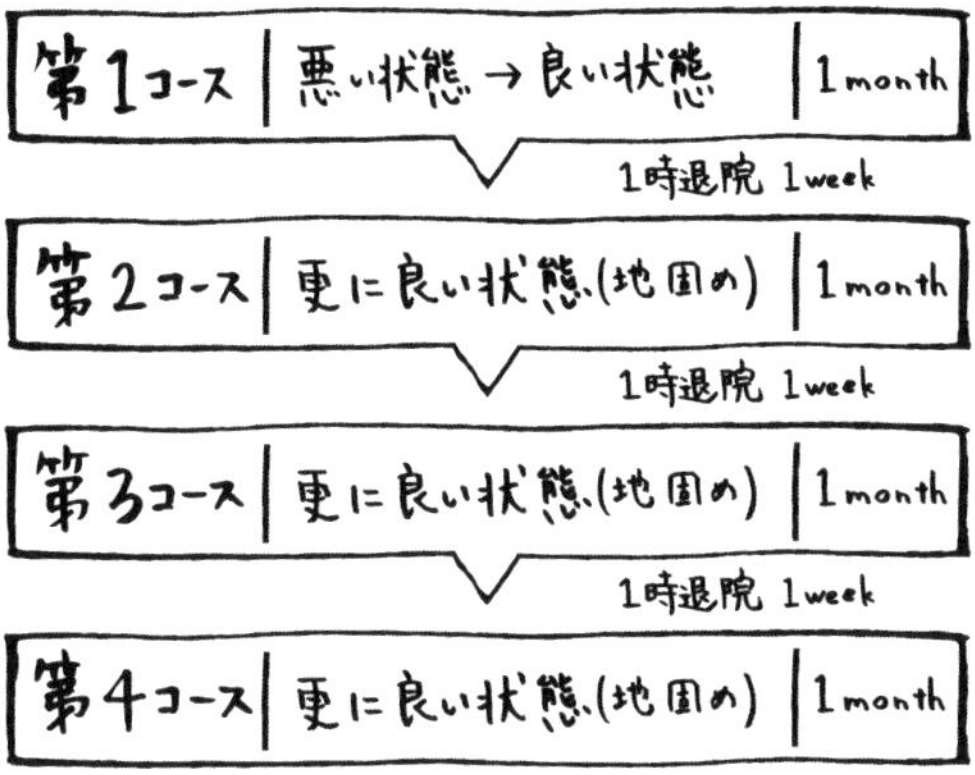

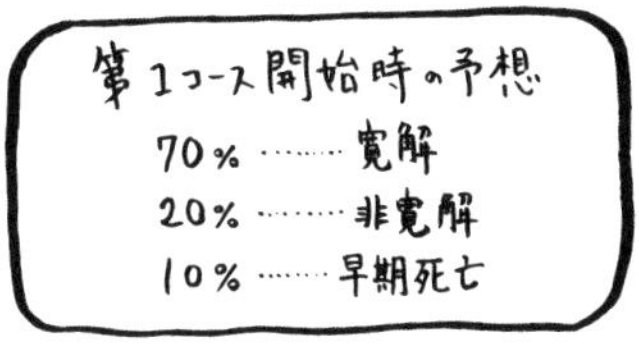

僕が提示された化学療法の治療プランです。
第１コースの抗がん剤で、寛解を目指し、第２コース以降の抗がん剤で更に白血病細胞がゼロになることを期待して繰り返し行います。より、再発の可能性を減らすための第２～第４コースです。

機械も使ってるんだなぁと感心しつつ、腰の鈍い感覚を改めて確認した。

せっかくシャワーを浴びたのに、脇汗がすごいことになってます。

第5日目② フィフティーショルダーとカテーテル

昼食後、ウトウトしているところに、中心静脈カテーテルの時間がやってきた。マルク同様、主治医のY先生に処置室でやっていただくのかと思いきや、別の先生にレントゲン室でやってもらうということだった。知らない人にやられるなんてちょっと不安ス。

クリーンルームエリアから移動し、到着したレントゲン室はおよそ20畳くらいでかなり広い。そこの中心に手術台的な台があり僕はそこに座らされた。こんな経験初めてだ。この後、僕は左腕から心臓付近まで管を通されるのだ。

担当はスポーツメガネをかけた若そうな先生。カテーテルは左上腕の内側から挿入されるようだ。上半身裸になり仰向けで手術台に寝ると、スポメガ先生は施術しやすいように僕の左腕をカッと90度に広げた。

ギャ〜ス！ アイアムフィフティーショルダー！

そしてついに肩付近にカーテンをかけられ、顔と左上腕を仕切られた。

切るのか？　メスか？

今日はマルクもやって、管も通されるのだ。こんなに体をイジられる日は人生で初だ。そう初！……なのになんだあいつらは。あのガラス越しのレントゲン操作室にいる５人。さっきからキャッキャ、キャッキャやっているのが少し鼻につくぜ。そして、この嫌な予感が的中する。

パッ。レントゲン室の明かりが消えたのだ。ドッキーん。なになに？　約20畳の空間が頼れるのは、レントゲン操作室から漏れる光のみとなった。スポメガ先生が操作室に声をかける。

「電気消えたよー」

やっぱりアイツらかよ。異変に気づいた男前じゃないハーフの男と、顔を脂ぎらせたおばさんが「あ、ほんとだ。すいませ〜ん」「もう、なにやってんのぉ」と、じゃれ合いながら謝ってきた。

クソ虫どもが。気色悪い！　僕の命は、自分が想像するより安いようだ。

灯りが戻り、再開。麻酔をかけた左上腕を切開し、そこから血管内に管を通す。レントゲンを見ながら管の先端を限りなく心臓の近くまで渡された。僕の場合は38・５㎝。長いような短いような。腕から心臓直前までこれぐらいの長さなんだぁと単純に思った。

術後、近くに置かれたガーゼにはたっぷり血が染み込んでいるようだったが、痛みは五十肩の比ではない。しかし、その腕からは管がピョンピョンと飛び出しており、作りかけのザクのような見た目となった。

個室に戻ると両親が来てくれていた。父は今日行ったマルクとカテーテルの話を聞き、左腕から飛び出たカテーテルを見て僕に言った。

「せっかく健康な体をやったのに傷つけやがって……」

なんと！　病人に言ってはいけないセリフの代表例のような言葉！　ドラマみたいである。空気は完全に凍りついたが一応「うん」と返事をしておいた。


僕はまだ、いますぐ迷惑がかかるであろう人しか病気のことを伝えていない。理由は、こんなこと声高に公表することでもないし、僕もまだ病名を語るのが嫌だからだ。ただ一人、どうしてもコチラから連絡をする必要のある友達がいた。小学校からの友人Sくんだ。Sくんは今年の5月に結婚式が決まっており、僕は出席を約束していたのだ。本当に残念だ。

夜、僕は言葉に詰まってしまわないように出来るだけ心を落ち着けてから、友人Sくんに電話をした。5コールくらいで出たと思う。

「もしもし、ごめん。急なんだけど結婚式行けなくなっちゃった」

「あ、マジで？　残念だわぁ」

欠席することに気を使わせないように、明るく返事をしてくれたように思えた。僕はすぐに理由を言わなければならなかった。でも、言葉が続かない。

「あのさぁ。実は……」

喉が詰まる。無駄な言葉の繰り返しばかり。

「……うん？」

一度、深呼吸をすると、目にはたくさんの涙が溜まり始めていた。

「オレ、白血病になっちゃった。急性骨髄性白血病……」

言うと同時に涙が溢れた。

「え？」

「オレ病気だ。いま、東京から地元に戻ってきて緊急入院始めたところ」

僕は現状を一気に伝えた。かたや結婚というめでたいステージを前に、こんな絶望的な報告の電話をするのも本当に申し訳なかったが、言う必要もあったし聞いてもらいたかったのもあったかもしれない。そしてもう言えなくなるかもしれないのではと思い、伝えたかった「結婚おめでとう」を何度も繰り返した。

消灯時間はとっくに過ぎたが、なかなか寝付けない。本日ひとつショックなニュースを見た。『渡辺謙さんが早期胃がんを摘出した』というニュース。

なんでだよ。ツラすぎるよ。若くして白血病になり寛解したが、その後、再発。しかし、これも乗り越え超一流の俳優として世界で活躍されている渡辺謙さんが、早期胃がんを摘出。どうしてそんなことばっか起こるんだよ。できることなら、気丈にふるまう渡辺謙さんの肩をポンと叩き、「謙さん大丈夫です。オレも、病気」と言って微笑んで勇気付けてあげたい。そして、もしそんなふうに僕が謙さんを励ましたなら、きっと、僕の手を掴んでこう言うんだ。

「え、だれ？　ダメダメ。おーい、だーれかー。変な子近づいてきちゃってるよ」ってね。

それにしても腹立たしいのは白血病のクソ野郎だ。なんだよ、胃がんって。白血病で充分苦しい思いして寛解になったんだよ。だから白血病よ。そんなに頑張った人を胃がんになんてさせてんじゃねぇ。白血病が頑張って、謙さんを胃がんから守ってやれよ。漫画でも映画でもよくある、一番盛り上がるやつだよ。昔のライバルが仲間になって、力を貸してくれるやつあるだろ。ロッキーのアポロだよ、お前に求めたいのは。わかるだろ。ああゆう感じのやつ！お前は謙さんにそれくらいやらなきゃダメなんだよ。じゃなきゃ、謙さんが不憫すぎるよ。

そして、オレだって……。

第6日目　家族大集合

今日は祝日ということもあって、家族総出でお見舞いに来てくれた。

両親と姉夫婦、兄夫婦。甥と姪もいるが、病気の性質上この病棟では菌の持ち込みの心配がある12才未満の面会は禁止されているので、大人たちだけの面会となった。他の患者さんのためにも大切なルールですので。

昼食後、ゆっくりしているところへ、廊下から知ってる声が聞こえてきた。

「おう、ここだここだ」

なにやら事情通な感じで父が部屋に入ってきた。後ろには姉夫婦。父は「どうだ、調子は」と先頭を切って話し始めた。

いやいや、ダメですやん。うちの事情通はわかってないことを決して認めないだけで、実は本当に何も知らない疑いがある。面会は1回2人まで、というルールがある。「どうだ、調子は」じゃないよ。悪くなりそうなことしてんだ、ソッチ発信で。

父には一旦退室してもらい、改めて姉夫婦に感謝を述べた。続いて兄夫婦も来てくれた。姉の旦那さんも兄の奥さんも、こんなの相当気まずいと思うわ。わざわざ本当にありがとうございました。どんだけ、お世話になるんだと少し自分に呆れた。

最後に両親がやってきた。前日に頼んでおいたクリアフォルダやペンなどを持ってきてもらった。もちろんクリアフォルダにはどこかの会社名が入っている。スタイリッシュさのかけらもないステーショナリーの数々。

その中でも母が優しさを見せてくれた。なんと、僕が選べるように数種類持ってきてくれたのだ。ほんと底辺を極める壮絶な争いだった。

「なんだー、喜ぶかと思って『さんまのまんま』のクリアフォルダ持ってきたのにー」

母は残された文房具たちを見て残念がっていたが、一体母は僕をどのように理解しているのだろう。病院から渡される命を賭けた書類を、さんまのまんまのクリアフォルダに愉快に管理している場合ではないのだ。「おーい、まんま。わざわざ○○さん残ってくれはったでぇ。ほんま申し訳ない。一緒に何したいねん」じゃないんだよ。

そして今日の父は、白血病の知識を僕と母にいろいろ教えてくれた。だが悲しいかな、そのすべては先日看護師さんが教えてくれた内容とまったく同じであり、痺れを切らした母が「それ、前に看護師さんに聞いたよ」と言うと、「そうだな」と小さく言った。「そうだな」って返事もヤリトリとしてなんか変だと思ったが、僕は黙っていた。

母に持ってきてもらったポップなクリアフォルダだが、部屋のキャビネットにすぐにしまった。もし看護師さんたちに見られてしまったら……。

「ちょっと聞いてよ。あの患者さんってクリアフォルダを、頂きモノで済ませちゃうタイプみたいよ」

「えー？　どうゆうこと？」

「私見たの。必要書類持って行ったら可愛い動物の絵とか描かれた頂き物のクリアフォルダに挟んでたってわけよ」

「えー。げぼげぼー」

「全面プリントされてるくせにクリアフォルダって。どこがクリアなんだっつーの！」

「あはは、ちょっと止めなさいよ。聞こえるわよ」と、なんともやるせない評判を立てられてしまうに違いない。

なので、みんなが帰ったあと、ササっとキャビネットの引き出しに。

クリアフォルダには、ＪＡ共済や明治安田生命の文字がプリントされていた。今の僕の精神状態からは、宣伝効果抜群のクリアフォルダとなっていた。

第７日目①　抗がん剤スタート

２月９日にスタートしていた飲み薬の抗がん剤、試験用ハイドレア。そのおかげで異常に増殖していた白血球が順調に下がり始めたので、今日から本格的に抗がん剤治療が始まります。第１コースで使用される抗がん剤は、キロサイド※（24時間／１週間）、イダマイシン※※（30分／３日）の２種類。そして、その薬たちの力を余すとこなく吸収するために、先日、心臓間際までのカテーテルを通したのだ。心臓近くに抗がん剤を入れることで、より大きな効果を得ることができるらしい。大丈夫だろうか。自分の心臓だからこそ頼りない。

抗がん剤は午後からのスタート予定。今日はその他に採血をして点滴も繋がれた。あと散髪。希望すれば髪を切ってくれるということだったので、髪は一気にいってもらった。抗がん剤で抜けるのを待っているのも面倒臭そうだったし、いさぎ悪いし。髪が抜けない抗がん剤がないのはよく知ってるし。

アタッチメントなしのバリカンを使った仕上がりは、坊主より短くスキンヘッドより長い。露わになった頭皮は少しヒリヒリ。そして、寒い。だからこの手の病気の人は帽子を被ってるのか。ついでなので今まで剃らなかった無精髭も剃った。よし準備できた。

※キロサイド：（一般名シタラビン）再発・難治性急性白血病・悪性リンパ腫治療剤
※※イダマイシン：（一般名イダルビシン塩酸塩）抗腫瘍性抗生物質製剤

別にスッキリした気分もなかったけど、鏡を見れば新鮮。なんとも言えない。なんだこの状況は……。絶対おかしい。30才で坊主って、やっぱ普通じゃない。社会錯誤感とんでもない。髭を剃ったのも良くなかった。今の時代に成人男性で坊主で、ヒゲも生やしてないとなると、逆に真面目を通り越してヤバい奴な感じがする。囚人とか、何かの宗教に入りたての新人信者のようだ。でもやっぱり、完全隔離状態のオレもやっぱり社会錯誤な人間の一人ということに間違いない。

シャワー室から自室に戻る途中で、隣室の扉がたまたま開いていた。中を見るつもりなどなかったのだが、開いていたので視界に入ってしまった。

70代くらいの患者さんがベッドに寝ていた。肌は浅黒く色素沈着が起こっており、虚空を眺めていた。ツヤのある日焼けのあるような肌の色ではなく、濁って重いかすれた黒さ。

どれくらい抗がん剤を打ってきたんだろう。僕は部屋に戻ると少し泣けてきた。しばらくしても落ち込んだ気持ちは取れなかったのでテレビを点け、外を眺め、冷めた昼食を食べた。それでも心は沈み、時間は進む。僕の抗がん剤スタートの時間はすぐそこまできていた。

「今日から、抗がん剤スタートの患者さんは4人いるんですよ」

看護師さんの話を聞き少し気持ちが軽くなった。言い方は悪いが、地獄にいるのは僕だけじゃない。誰も地獄に道連れにする気はないが、たくさんで地獄に行けば、地獄の尺度も緩やかになりそうな気がする。モラル的には最悪なことを言っているのはわかる。だが、死にそうでも、やっぱり人間である。不幸を誰かと共有して笑いたい気持ちはある。

抗がん剤をつなぐ前に、まずは、カイトリル※という吐き気止めの点滴がカテーテルに繋がれた。そしてついに僕の部屋に抗がん剤が運ばれてきた。

「抗がん剤は強いので皮膚に漏れたりすると組織が壊死したり大変なことになるんですけど、カテーテルはちゃんと血管に入ってますよね？」と看護師さんに尋ねられた。


それは知らん！


なぜなら、いままで血管に何か入ってる感覚を経験したことないから。無茶な質問だ。それは、浮き足だってオレにカテーテルを挿入した、あのチームとスポメガ先生にお尋ねいただきたい。

「いや、わかんないです、そんなの。特に痛みとかはないですけど」

精神的に余裕が無くなっていたので、少しイラついた返事をしてしまった。あぁ、反省。

「そうですよね。じゃあ、違和感とかあったらすぐ教えてください」

さぁ始まる。抗がん剤の点滴の先が、僕のカテーテルに繋がれた。

検査項目	結果	正常値
白血球	20.7 ▲	3.3-8.6
赤血球	2.46 ▼	4.35-5.55
血色素量	7.6 ▼	13.7-16.8
血小板	4.3 ▼	15.8-34.8
CRP	0.3>	0.3 以下

今回の採血結果。前回に比べ異常な白血球数が、約30から20に。“試験用ハイドレア”で白血球をディスペル（MP12）！（第7日目）

※カイトリル：（一般名グラニセトロン塩酸塩）5-HT3 受容体拮抗型制吐剤

第7日目② 入った側の人間

トッ、トッ、トッ。

いつもは日中にゴロゴロしないよう心がけているのだが、抗がん剤中はさすがに寝転んでボーッとしていた。オレンジ色の抗がん剤イダマイシンが一定のリズムで点滴の管を通り、徐々に体に近づいてきているのが目に見える。

は、は、は、はぁぁあああ、くるーッ

なぜ、オレンジ色といった陽気なビタミンカラーなのだ。見るからにパワーが凄いではないか。あぁ、入ってしまう。この管を引きちぎってしまいたい。

トッ、トッ、トッ。あ、あぁぁ……！　入ってきたぁ。もう絶望……。この先、何もかも不安だ。もう過去の入ってなかったときの自分には戻れない。あ、あぁぁ……。だみだぁ。あぁ、入ってきたぁ。あぁ、壊死ぃ。

これは「抗がん剤が入った」か、「抗がん剤が入ってない」かの二極の話なのだ。「ちょっと入った」はもう「抗がん剤が入った」側の人間なのだ。

ポトポト落ちる抗がん剤。イダマイシンが終わると、次は24時間のキロサイドが始まる。

今日も両親は来てくれた。僕はベッドに座った。

前日同様、父は白血病に関する情報を僕らに披露してくれた。それは白血病になった若い女性の体験談と、先ほど家族で一緒に聞いたY先生の「尿を多く出して、抗がん剤を排出してください」という話だった。嬉々として話をする父。

「あの子は、治療後、血液型が変わったんだぞ」

別にいいけど、ほかにも白血病の有名人いただろ。渡辺謙さんもそうだし、市川団十郎さんもいる。その中で、なんで若い女を徹底的に調べたんだよ。

血液型が変わったという情報に対して、「へぇー、骨髄移植したんじゃない？　きっと」と返すと「そうだよ」と返事された。

「そうだよ」って……。この「そうだよ」は、かなり胡散くさかった。

続いて父は、今日から坊主になっている僕の頭についてふれた。

「坊主も、たまにはええだろう。なぁ？　なぁ？」

彼は何度も何度も言ってきた。何をそんなに嬉しそうに。髪の抜けない抗がん剤にこだわったのは僕の幻の記憶なのだろうか。面倒くさいので「うん」と答えておいたが、「たまにはええだろう」と坊主を随分買った発言をする割に、父が坊主にしたところを見たことがない。

坊主をたまにする人がする発言ならわかるが、果たしてどこから湧いた感情で、どうゆう了見でそれを言ったのか。父の発言には、疑問がつきまとう。

第8日目　元気は健康ではない

抗がん剤2日目。あんなにビビっていたが体の変化は特にない。抗がん剤が発達していて治療がだいぶ楽になったというのも嘘ではないようだ。嘘だと思ってた。治療から逃げ出さないように嘘つかれてるとばかり。

そしてクリーンルームというのも、かなり普通の部屋だ。ビジネスホテルのシングルルームみたい。想像ではベッドをビニールカーテンで仕切った厳戒態勢で、僕はベッドの上のみでの行動が許されており、呼吸器をつけ、綿でできたビーニーキャップを被っている。見舞客は部屋の外までの面会しか許されておらず、ガラス越しにベッドから外に向かって、力なく微笑む僕の姿を見て涙する。そんなところだったが、クリーンルームエリアから出なければある程度の自由が確保されています。あとＷｉＦｉも準備しといてもらいたいです。あと漫画も。あと雑誌とＤＶＤも。ウソです。ありがとうございます。

夕方ぐらいに、先日連絡をくれていた地元の友人Ｏくんに電話した。すぐに報告しなかったことを謝り、その後は、いつもの変なフォームのプロ野球選手とかの話で楽しい時間を提供してくれた。友人Ｏくんも僕が元気であることに安心してくれたかと思う。確かに病気だが、僕は元気だし、基本的には明るいままだ。クリーンルームで保護されていないと、すぐ死んでしまうなんてのは嘘みたいである。友人Ｏくんと、そういった会話をしていると、自然とひとつ

～ クリーンルームと１日のスケジュール ～

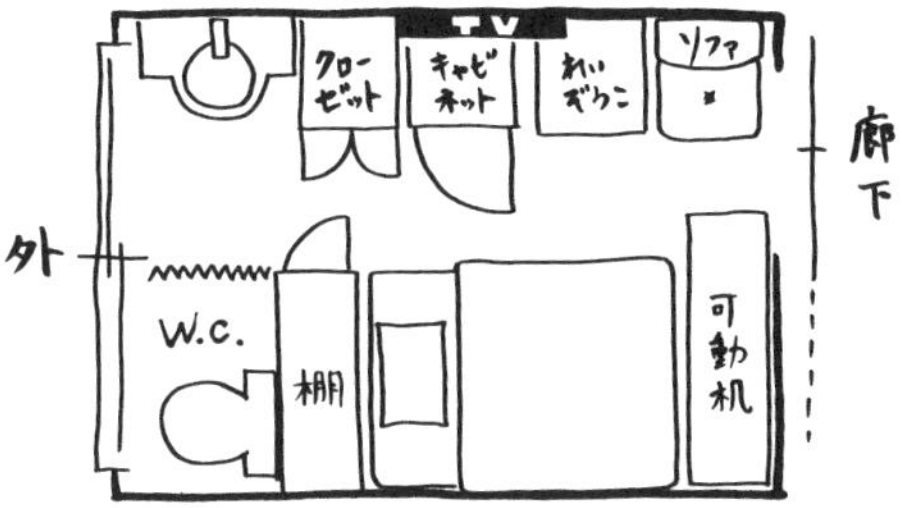

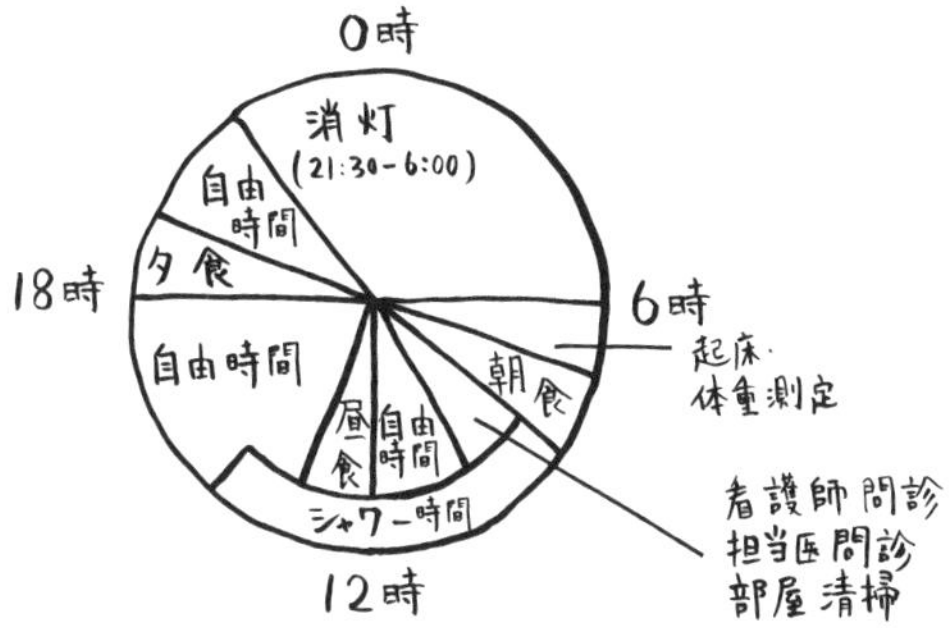

化学療法中は赤血球・白血球・血小板の数値が極端に下がります。普通の環境ではすぐに菌に感染してしまうので、クリーンルームや無菌室といった、隔離された環境で治療を受けます。クリーンルームはビジネスホテルのような個室です。※窓はもちろん開きません。

の言葉が出た。

「元気は健康ではない」

一見、同義のものと思われる、元気と健康。だが、それは似て非なるものである。そんな名言がポロリと自分の口から生まれ、自分に深く突き刺さった。

うんうん。全くその通りだ。

僕は自分の言葉に酔いしれ強く感銘を受けた。電話の向こうの友人Oくんの反応はいまひとつだったので、聞こえてないのかと思い何度か繰り返し言ってみたが、やはり反応は、いまひとつのままだった。

夕食後、兄に昨日撮った自撮り画像を送った。これで死んでも遺影には困るまい。ついでに遺産はないが、死んだ際の希望としての遺言も書いてみた。

さぁ、ほんとどうなるんだろう。苦しむのか苦しまないのか。生きるのか死ぬのか。それは誰もわかんないか。ただひとつわかるのは、「元気は健康ではない」ということだけ。僕はいま、健康じゃないけど、このまま元気で死ねれば何も悔いはないです。

とはいえ、少し吐き気がして胃も痛みますので、ここらへんで眠ります。おやすみなさい。

第10日目① これぞ瀬戸内の痒み

今日は採血からスタート。

採血は、基本的に月、水、金の朝８時から。採血部の人が、クリーンルームにやって来て採血を行う。まともな血が少ないのに抜き取られることは、もったいなさも感じるが、それぐらいの血など抜き取っても問題ないのだろう。

採血結果は午前中に出る。数字で見えるから楽しみだ。さぁ、抗がん剤は順調に進んでいるかな。

いつものように、午前中に先生が来た。採血結果の説明を受ける。

白血球がすごい勢いで下がっていた。３日前が20・7。今日が２・２。結果を疑いたくなるような数字の変化だが、先生曰くこれで良いようだ。化学療法とはおそろしいものだ。こんなに影響があるとは。そして赤血球と血小板も同時に下がっているので輸血が追加、吐き気止めの終了、便秘による下剤が処方された。

輸血が始まった理由としては、例えば、赤血球が少なく貧血で倒れてしまう。するとそこで転んで頭を打つ。血小板がないと外傷が治せず、そこから菌が入り傷口から感染してしまうかもしれない。外傷がなくても脳内出血したとする。それが止血できな

検査項目	結果	正常値
白血球	2.2 ▼	3.3-8.6
赤血球	2.11 ▼	4.35-5.55
血色素量	6.4 ▼	13.7-16.8
血小板	0.8 ▼	15.8-34.8
CRP	0.3>	0.3 以下

白血球がガクンと下がったのもそうだけど、血小板もほとんどない。これは、化学療法の成果ですが、体にとってすごいことが起きていることがわかります。（第10日目）

いと脳に血が溜まってしまい死んでしまうかもしれない。とにかく輸血しておくことで、そういった事故からの死を免れる確率が高められるようだ。

しかし、輸血にも超低確率で危険があるらしい。感染症やアレルギーだ。輸血用の血液は厳重にチェックされているが、それでも低い確率で菌やウイルスが混じっていることもあるらしい。もし感染症になってしまったら、今は白血球がないのでとても危険な状況になってしまう。だからといって輸血しないでも危険。僕は一体どうすれば良いのだ。治療をこなすには運任せの部分もある。この辺の説明と覚悟は病院にちゃんと確認を取られている。

で、今回はたまたま相性が悪く、血小板輸血の際にアレルギーが出た。もう何回か血小板の輸血は行っているので、気軽に寝転んで受け入れたが、血が入ってきたときから少しズドーンと体に違和感を感じていた。耳が重くなり、顔が熱い。視野も白みがかってきた。

これは異常事態だと思ったが、僕は男の子である。弱っても心は侍。これしきで泣き言は言っていられない。ちょっと耐えてみた。

「はぁはぁ」

おや？　呼吸も何となく浅くなってきた。やばいかな。でもどうもなってないんだよな。まだ耐えてみよう。……ひざが痒い。

何となく痒みを感じたひざ裏に手を伸ばしてみた。ありゃボコボコしてる。見ると皮膚がポコポコ赤くふくらんでおり、瀬戸内海に浮かぶ島々のようだ。

呼ぶならココだ。満を持して僕はナースコールを押した。

「蕁麻疹ですね」

ほう。これがジンマシンか。初ジンマシン。ジンマシン、殺人マシン、ジンマシン。

いや、別にそんなことないけど。とにかく、ナースコールから看護師さんがくる間にどんどん症状は広がっており、この頃には首、肘、腰、膝など関節を中心に、体は熱く、たまらなく痒くなっていた。症状の確認後、すぐに痒み止めの注射を打ってもらった。その後は氷まくらでボコボコを冷やすよう指示された。

このあと、シャワーは中止。看護師さんに、「体拭きにしましょう」と言われた。僕は、あの鼻くそ色をした血小板に余計腹がたった。

ただこの体拭きが僕に毎日のシャワー以上の楽しみをもたらすことになろうとは、このときはまだ知る由もなかった。

第10日目②　偽物英国紳士

蕁麻疹が落ち着いてきた頃、看護師さんが、使い捨て体拭きおしぼりを持ってきてくれた。

「じゃあ拭いていきましょうネ」

アラ、わたし動けますが、拭いてくれるんですか？　と決して口にはせず、されるがまま身を任せた。

上のパジャマを脱ぐよう促されると、そのまま背中を拭いてもらった。さっきまで血小板は嫌いだったけど、アレルギーにもなってみるもんである。シャワータイムが体拭きに変わったことで、血小板アレルギーの存在は、意外な形で僕の中での評価を上げた。だって体拭きから、体拭いてもらいになっているんですもん。アレルギーに感謝。

そしてもうすぐ背中が拭き終わるでしょ。じゃあ上半身は終わりますよね。となると次は……？

Ｄｏｋｋｉｎｋｏ　Ｄｏｋｋｉｎｋｏ

僕はもう、頭の血管が浮かび上がりそうなほど興奮していた。なってはならない、脳内出血一歩手前！

「じゃあ……」

じゃあ？

「おしぼり置いときますんで、下に使ってください」

ＤＡ・ＹＯ・ＮＥ〜

悲しみのＥＡＳＴ ＥＮＤ×ＹＵＲＩ。そりゃ、そうですよね。この可能性が97％だとわかっていたよ。でも３％に賭けていたんだ。

しかし、こうなっては致し方ない。僕は何事もなかったかのように、偽物の英国紳士気取りの小洒落た微笑みで、「はい。ありがとうございました！」と明るく爽やかに感謝を述べた。

そのあと、部屋を出て行く看護師さんを見送り、一人残された部屋でパジャマとパンツを脱いだ。

「だよね？」

しゃべりかけてみたが、彼も残念そうに、ダラリと力なく僕に身を預けていた。

第11日目　一粒のドラゴンボール

便秘である。

前日に、マグミットという下剤を飲んでいたが、それでもあまり反応がない。お腹が痛むので、朝イチで更に強い下剤センノシドを飲む。下剤で便を出すなんて初めての体験。なかなか楽しみである。

朝ごはんを食べてテレビを見ながらゴロゴロしていると便意が少しきた。チャンス！　これを逃してはいけない。急いで、自室のトイレに座った。

ぐぅぅ……。いってー。カッチカチですやん。

出そうなのに出せない。なんでオレの体は、このオレに非協力的なのだ。それでも、今がチャンスなのは間違いない。とりあえず、間髪入れずに力を込め続けた。

「う……う、うぅ。……はぁはぁ」

しかし、なかなか頑固である。あと一息で肛門から出そうなのだが丸々と太っている。これを押し出すには相当な覚悟がいる。なぜなら無理な力みは僕のお尻に眠る血栓性外痔核を呼び覚ます危険があるからだ。

この血栓性外痔核※とは僕が数年前から悩まされている肛門に潜む爆弾であり、大概、無理な脱糞を試みると起爆する、BB弾を一回り大きくしたようなイボ痔のことだ。清潔に刺激を与えないようにしておけばそのうち治るのだが、触れるだけで激痛が走るやっかいものである。

更に血栓性外痔核という名前。この漢字六文字というところもなかなか強者感が出ている。〝南無阿弥陀仏〟〝北大路魯山人〟〝血栓性外痔核〟。数ある漢字六文字グループの中の一角を担う。〝漢字六文字〟ですら漢字五文字なのだから、その強者感は圧倒的である。

そんな血栓性外痔核が尻穴に癖付いてるので、肛門に力を込めるのには少し躊躇がある。とりあえず雰囲気としては、あと少しで便は出そうなので、70％のパワーで押し出しにかかる。が、やはり出ない。便は肛門あたりをヒョコヒョコするだけ。もうちょっとパワーを上げてみる。90％。結果は同じ。

※血栓性外痔核：肛門の周りにある外痔核の血管の中で血の流れがとまり血のかたまりができたもの

コイツ……、出来る！

便秘をするとこんなモンスターが生まれるのか。便秘は恐ろしい。顔を上げ窓の外を見ると雪がチラついていた。今日は雪か……。雪は風に押し戻され、吹き上げられながらも、地面に向かいしんしんと降り続いていた。

「……」

僕は覚悟を決めた。

オレの中に眠りし秘めたるパワーたちよ。今こそ目を覚ますのだ。そして、オレの腸を絞り上げるのだ！

眠りし秘めたるパワーなる今までの人生で一度も出逢ったことのない不確実なものに必死に頼り、下腹部に力を込めた。もし僕にそんなパワーがあるのなら、うんこではなくとっくに白血病に使うべきであろう。

イメージはドラゴンボールの悟空対ベジータだ。見た目こそ今の僕はスキンヘッドにヒゲの生えたナッパのようになっているが、徐々にパワーを引き上げる僕は、限界を超す界王拳を使う孫悟空と同じだ。一方ベジータもなかなか一筋縄ではいかない。肛門付近でヒョコヒョコ。

「ぬぅー……、はぁはぁはぁ」

無酸素運動。かなりハードな無呼吸状態を継続させるため、つい呼吸も激しくなる。

オラ、もう肛門引きちぎれっぞ
弱音は出るが、うんこは出ない。お腹も痛い。ここまで来て諦められなかった。出すしかない。オラの限界を超えた限界。

界王拳四倍!!

ぬうううううううううぉおおおおおお。ベジーーーーータァア!

ぐぐぐ……。ベジータがついに肛門を通り抜ける。ほんとめちゃくちゃ太い。なんだこのサイズ。今まで経験したこと無い。けど、けど、けど……。いっけぇー!

……ポチャン。

「はぁー、はぁー、はぁー……」

やっと出た。尻いってー。

傷だらけの体で、ウォシュレットのボタンを押す。アタタタ。ヒリヒリする。紙で水気を取ると、手にある感触が。血栓性外痔核。少し小さい一粒のドラゴンボール。これから少しの間、このドラゴンボールの激しい痛みと一緒に過ごすのか……。それもこれも、ベジータが災いの元なのだ。

しかしこのベジータ。さすが惑星ベジータの王子。なんだろう。便器の水面でプカプカ浮かんでいるのである。舞空術のつもりだろうか。僕は恐ろしくなり、すぐに水を流した。水流とともに流れるトイレットペーパー。しかし、ベジータは水流でダンスするだけで、流れていかないのである。なんだコレ。この、あくなき執念はまさにベジータ。

あんなに固かったくせにスポンジのようにプカプカと。気になるが、さすがに手で触る勇気もない。そのまま何度か水を流すと流れていった。

ともあれ、すごい浮力であった。このまま下水から海に流れ、もし海難事故にあった人の近くに行けたのであれば、しがみつくなり握るなりしていただき、僕のベジータがお役に立てたら幸いであると思う。

第14日目　ＩＴ難民、迷子になる

今日でキロサイドが終了となり、これで第一コースの抗がん剤の投与は終わる。開始のとき、あんなに怯えていたが、何事もなく終わってよかった。

今日は採血日。結果は白血球が１・０。

「計画としてはここから更に下がり、1週間後をめがけて、今の10分の1近くになります」とのこと。正常値が3・3～なので、今の体の血の状態がどれだけ異常かよくわかる。もっともっと異常になるみたい。血小板も昨日輸血して、2・4。正常値は15・8～。7分の1。普通にしゃべったり、ご飯食べたり、日記書いてるのが不思議なくらい。血ぃ薄くても、人間は生きてられるもんですね。なんか不思議です。

夕方ごろ、両親がやってきた。「届いたよ」と言い、ポケットWiFiを持ってきてくれた。

うぅぅぅうううおおおおおおー

ついに、お越しになられたのだ。民に幸せと知識をもたらす、魔法の扉WiFi様。早く一人になって、ネットの設定をしたいところだったが、「ありがとう、じゃあまた」とはさすがに言えず、感謝の気持ちも込めて両親となんとなくの会話をなんとなく広げた。

夜、ポケットWiFiの設定をした。説明書の通りにポケットWiFiにsimカード※を入れてパソコンとポケットWiFiを繋ぐ。

おけ。ちょろいね。で、ブラウザを……ひら……け……ーん！

圏外。はい？　ウソだね！　僕は、ポケットWiFi片手にわずか八畳ぐらいの個室を動き回ったが、ダメだ、ダメだ。ずっと圏外。そして僕はここから出られない。絶望的だよ。悔しすぎて拳をベッドに打ち付けた。

※simカード：携帯電話で使われている、加入者を特定するためのID番号が記録されたICカード

なぜだ。神は私を見て笑ってらっしゃるのか？　だとしたら、さぞ面白かろう！　拳をベッドに打ち付けたシーンなどは爆笑だ。落ち着いてもう一度、説明書を見ながら順を追う。ポケットＷｉＦｉにｓｉｍカードを入れて、パソコンとポケットＷｉＦｉを繋いだ。

おけぃ。さぁ、来い。おい。はい圏外！　ちくしょー。

ちゃんと説明書どおりやってるじゃないか。意味がわからない。もう、疲れた。ベッドでゴロゴロしようと思って、ポケットＷｉＦｉが入っていた箱を動かしたときだった。何やら、冊子がもう一冊入っている。

ん？　プロバイダの設定？

まさかと思い、冊子を開く。こっちも説明書っぽいぞ。書かれた手順に従ってそのまま設定。すると、電波が通った。

なーん、できたー。電波あって良かった。

それにしても、パソコン関係のものごとって、何か始めようとすると、なんでこんなにすんなりいかないもんなんだろう。必要以上にややこしい。

検査項目	結果	正常値
白血球	1.0 ▼	3.3-8.6
赤血球	2.15 ▼	4.35-5.55
血色素量	6.5 ▼	13.7-16.8
血小板	2.4 ▼	15.8-34.8
CRP	0.3>	0.3 以下

この日の採血結果です。白血球は入院前に比べ30分の1に。治療中の感染症がこわいのが白血病の治療です。なので、クリーンルームが必要となります。そして、輸血も。（第14日目）

第15日目①　潔い変態、心が荒む　前編

こんな寒い季節でも、僕は毎日寝汗をかいている。これは入院前からであり、白血病で体がおかしくなっているからかもしれない。その寝汗によって毎日数回起きるのだが、今日はそこに下痢も加わった。おかげで、起床時間の6時には目はギンギンに開いており、頭もしっかり冴えていた。今日は体が全体的におかしい。

まず口の感覚が鈍い。咽頭のあたりを動かすと心地悪い。胃はキリキリする。お腹は下っているし、肛門には血栓性外痔核がある。これらを総合して考えると、血栓性外痔核を除き、僕は遂に抗がん剤の副作用を実感し始めていた。

下痢は24時間で計8回を数え、結構お腹は空いているが、いざ食事に手をつけると口がマズく、あまり進んでいかない。と不調もあるが、それ以前に、今日の朝のメニューに対し僕は声を大にして訴えたい。

「冷奴と高野豆腐を同時に出しちゃダメ！」と。

まさかの、豆腐でふた品。どうした食養部のメニュー担当の方。ついに笑いを取りにきたのか。

朝食は食べられなかったが下痢は続く。看護師さんの朝の回診でリセットし、それから昼食後までで追加5回。もう色のついた水みたいなのしか出ない。正直おならをしただけで出てし

まいそうだ。立ってる状態で勝手に出ないのが不思議なくらい。Y先生からは「いまは腸の粘膜が弱っているから」と言われている。

午後に、下痢止めの薬ロペミン※と痔の注入薬へモポリゾン※※をもらった。僕は痔の注入薬もこなれたものだが、ここは薬を持ってきた看護師さんに勇気を出して聞いてみた。

「痔の薬の注入は、お願いできるの?」

そう、ときにチャンスを掴むために、男は変態の汚名を被る必要があるのだ。今までの体拭きのときも、ニセ英国紳士で自分を隠しチャンスを逃してきた。しかし、僕はこのチャンスに勇気と汚名を賭けた。さぁ、看護師さんの返事は。

「恥ずかしくなければね」

ぬぁー、試合巧者め

うまく返されてしまったではないか。決して断るでもなく、あくまでコッチに決定権を委ねるような形。この時点でほぼ負けが決定した。

そりゃあ本心を言わせてもらえれば、「恥ずかしいものか。むしろ嬉しいよ。さぁ、その薬のキャップを（まるで、ドンペリニョンのコルクを抜くように景気良く）外してくれたまえ!」と、スーパー変態ニセ仏系英国紳士で切り返したいくらいだった。でも、言えない。だって、あくまで医療の形として看護師さんの方から積極的に動いてもらわないと。ところ

※ロペミン：(一般名ロペラミド塩酸塩）止瀉剤
※※ヘモポリゾン：(一般名大腸菌死菌浮遊液・ヒドロコルチゾン痔疾用軟膏）痔疾治療剤

が、コッチに決定権が委ねられてしまった。

考えてみてくれたまえ。今の僕のドコに再びヘモポリゾンを懇願できる誠実な理由があるだろうか？　ない。全く。僕の気持ちを紐解けば医療とは無縁のお願いなのだから。

僕がもし、これ以上頼み込んでしまえばナースステーションでも悪い噂が蔓延するかもしれない。ここはもう手を引かざるをえない。デメリットが大きすぎる。潔い変態ならまだ、愛嬌もあるだろう。

ただし、ヘモポリゾンの道を完全に閉ざしてしまうことは僕には出来なかった。明日は明日の風が吹く。僕はＹＥＳでもＮＯでもなく、ただ「へへへ」と笑った。

それにしても、これはこれでひとつの発見でもある。白血病に命を奪われそうになろうが、抗がん剤に体のコントロールを奪われようが、僕の中の俗な部分は何も変わらないということ。そこは白血病などには負けないのだ。

第15日目②　潔い変態、心が荒む　後編

クリーンルームは常に清潔である必要があるので、日曜を除き清掃が入る。なので清掃員Ｔさんとは、毎日仲良くしてもらっている。僕と歳の近い息子さんがおり「息子のようだ」と親しみを込めて接してくれている。そのＴさんが言った。

「息子はむかし趣味で、おっきいおっぱいの女がたくさん出てくる漫画を描いとった」

そうか。返事には困ったがクリエイティブな息子さんよ。僕に似た息子さんというからには、そりゃ相当センスのいいエロ漫画を描くんだろうなぁ。僕は読んでみたいと思った。

昼。先日、兄に薦められた中小企業診断士の入門本を読んでいると、一人のおばさん看護師が僕の部屋に回診にやってきた。

「勉強してるんですか？」

別に勉強してるというほどのことではなかったが、軽く「まぁ」と答えた。とてもいい感じに本に集中していたので、サラッと済まし退室してほしかったが、おばさん看護師は話を続けた。

「ウチの旦那も〝なんとか管理者〟みたいなのを受けてるんですよ〜。2、3回落ちてるけど、また受けるって言ってました」

「はぁ、そうですか」

現場の管理者的なやつらしい。以前は二級建築士に挑戦していたが難しいので、〝なんとか管理者〟を受け始めたとのことだった。

……。いや、どうでもいいワイ！

早く部屋から出てってくれないかなぁと思いも込めて「じゃあそろそろ受かるといいです

ね」と言い会話を終わらせ……られなかった。

「でも、忙しくて勉強してる時間ないんだって。なんか会社がブラックみたいで」

勉強しなきゃ合格しない試験を勉強せずに何年も受けていて、受験4年目の結論が、忙しくて勉強できない。

こりゃまいった。本当に部屋から早く出てってほしいが、その気持ちも察してもらえず、この会話はまだ続く。

「資格の予備校みたいなところからも、『ちゃんと来てくれれば、じゅうぶん合格できるので来てください』って電話もかかってくるんだけど忙しくて行けないんだって」

予備校？　お金払って入校申し込んで、行ってないってこと？　え？　で、4年間勉強せずに受験して落ちてんの？　それに4年目に入り全く勉強やれてないって、どんだけ忙しいんだよ。むしろ忙しくない人の方が世の中珍しいだろ。オレぐらいだわ。忙しくない人！

そんな報われない忙しい生活に納得いかないから、その不遇の中で、合格目指して頑張るんだろ。みんなそうではないのか
個室から出てってくれないだけじゃなく、会話してることにも、もはや嫌気を感じ始めてきた。じゃあ、旦那さんの勉強時間を確保するにはもうこれしかない。

「なら、そのブラック会社辞めるしかないいんじゃないいんですか？」

「う〜ん、でも会社は好きみたい」

ウルセェ〜！！！

まじでクソみたいな返事ばっかりしやがって。じゃあ、一生受験してろ。お前ら、夫婦揃って不思議ちゃんか！

はぁ。ちょっとヘモポリゾン打っとこ。

第16日目　ＶＳ元世界Ｊ・ウェルター級王者　平仲明信

相変わらず下痢がすごい。そして、消化器官が全部痛い。結構ツラい。特に胃はもうボロボロなんじゃないかというほど痛い。

午前中に血小板輸血があった。体に入ってくると、少しわかる。今回は目の軽いチラつき、指先の軽い痺れ、体温の上昇を少しだけ感じる。相性は少し悪い気が……。希望はなんとなく色の薄い優しそうな血小板。なんか濃いやつはパワーが強すぎる感じがしてちょっと恐いんだよなぁ。

こうゆう濃い血小板を献血してくれるのはきっと、沖縄か鹿児島出身のおじさんだろうと想像してしまう。腕毛がもじゃもじゃで、眉毛が太く目はバッチリ、アゴが角ばった、こんがり焼けた肌が艶やかな、生命力溢れるゴリゴリのおじさん。見た目のイメージで言えば西南戦争で散った薩摩の雄、西郷隆盛や、プロボクサー世界チャンピオン平仲明信さんみたいなイメージ。ちょっとタイプは違うが、ORIGINAL LOVEのボーカルの人も濃そうだなぁ。上級者タイプ。

なので、僕はなるべく薄そうな優しい初心者タイプがいいなぁと思う。でも、血は選べませんし、これは完全に僕のイメージですので。

昼食後の看護師さんの回診で、熱が38・1℃に上がっていた。発熱のツラさはないが、熱は出てる。看護師さんに報告する。

「38℃を超えたので解熱剤を持ってきますね」

38℃はボーダーラインだったらしく、解熱剤に加え点滴の抗生剤も強力なものに変更された。朝からかなりしんどい。

「お見舞いに来る」と言っていた母に「今日は大丈夫だから」とメールを送っておいた。熱がある日はツライ。

1時間後、母と父が来た。

いや、何故だい！

～ 血小板の濃そうな人たち ～

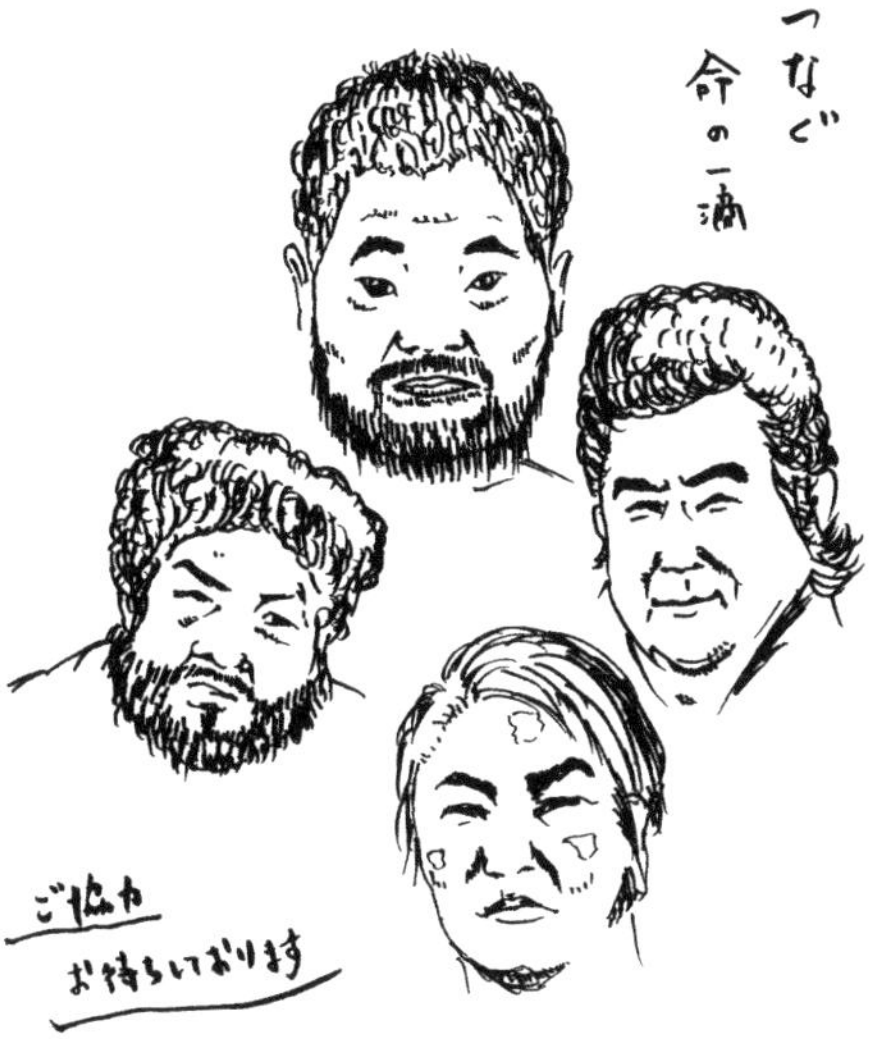

血が濃そうな人のイメージ。
上から元世界ジュニアウェルター級王者平仲明信さん・藤岡 弘、さん・マサ斎藤さん・オリジナルラブ田島貴男さん。

第17日目　ニュータイプの予感

目覚めると胃の痛みが無くなっていた。とても嬉しい。入院には健康が一番だ。

体重を量ると61・5kg。昨日全然食べられていないおかげでグッと体重は落ちたが、むしろシュッとしていいじゃないか。

下痢もなし。ただし下痢ではないが、なんと言いますか、こう……。お恥ずかしながら屁がめちゃくちゃ臭い。これでは非クリーンルームではないか。

したタイミングで看護師さんが入ってきたら嫌われてしまうかもしれないので、タオルで仰ぎ臭気をこまめに散らすことにした。

今日は朝食前に採血があった。

今回は腕の端側の血管から採血するようだ。前回、中央だったから、交互なのかな？ア！

端側の方が痛い気がする。採血の人に聞いてみたら
「どっちでもいいんですけど、コッチ（端側）の方が血管が出てたんで」とのことだった。今度からは中央の血管でお願いしよう。

朝食は全部食べられた。昨日ほど胃が痛まないのが大きな要因だろう。立ち上がると少し痛いが、それでも昨日とは比べものにならないほど楽。

その後、今日予定されていた赤血球輸血、シャワーを終えると、昨日と比べ一日が充実したものに感じた。

苦しみがないとは、なんと素晴らしいことだろう。

Y先生が採血結果を持ってきた。

「昨日熱が出たのはCRPという数値が上がっていることからもわかります。このCRP※の数字は感染症の指標となると考えてください」とのことだった。確かに前回に比べ数値が上がってきている。まだ上がるのかな。

『ガンダムUC』を見ながら昼食を食べる。この頃には胃が少し痛んでいたので、ちょっとだけ残した。でも、平気。

体が楽だと集中力も違う。本を読み、絵本を描いてみた。気づけばそろそろ夕飯の時間。

あ〜いいですね〜。

昨日みたいに痛みに苦しみ、ゴロゴロ過ごすだけとは全く違った充実した一日となった。

検査項目	結果	正常値
白血球	0.5 ▼	3.3-8.6
赤血球	2.25 ▼	4.35-5.55
血色素量	6.9 ▼	13.7-16.8
血小板	2.7 ▼	15.8-34.8
CRP	0.8 ▲	0.3 以下

白血球数が0.5まで減りました。なので体内抵抗力があまりなくなり、感染や菌に大変弱くなっています。その感染症の指標となるのが、CRPです。少し、数値が上がってますので何かに感染しており、熱が出たりしてます。（第17日目）

※ CRP：C-リアクディブ・プロテイン。体内で炎症反応や組織の破壊が起きているときに血中に現れるタンパク質のことで、１デシリットルの血液の中にCRPが0.3ミリグラム以下であれば正常

第18日目　病院からの挑戦状

昨日から元気だと思っていたら、日をまたごうとする0時近くに目を覚ました。寒い。体がガタガタ震える。熱は38℃だった。そんなに高熱でもなかったのだが、寒さでたまらずナースコールを押し、すぐに解熱剤をもらった。もう一度眠るが2時半に起きる。熱い。氷まくらをもらう。そして、何度も寝汗で起き6時に起床。長い夜だった。

明日は検査三昧です。採血・口内検査・検便・検尿。そして検便と検尿用に大型のクリアボックスが渡された。

丸見えじゃないか！

病院は正気なのだろうか。僕は自発的な変態だが、導かれた変態行為はどうも恥ずかしい。常識人である人間としての芯が、僕にそう感じさせるのであろう。「容器に入れたらナースコールで呼んでください」と言われたが、どうしよう。尿はまだいい。だが大便はちょっと……。丸見えなんだもんなぁ。これはもう、こっちも嫌だが、向こうの方がもっと嫌に違いない。

渡す方、渡される方、互いにＬｏｓｅｒ。受け渡し時の表情に正解はないだろう。ただ、現在少し便秘気味だ。軟便なら量もある程度の調整をする自信はあるが、もしズルリと一本入ってしまったらどうしよう。「重っ。次からはちょっとだけ入れてくれれば結構ですよ」と、恥ずかしい注意を受けてしまうかもしれない。少し、便を柔らかくしておかなきゃ。

しかし、このクリアボックス。見れば見るほど、いろいろ嫌なイメージが頭をグルグルと駆け巡る。そんな検便のプレッシャーに対抗するためか、胃薬が２錠に増えました。

第19日目①　〇〇といえば、漫画

本日は採血、口内、検尿、検便がある。起床後、口内の検査を行い、Y先生の回診で本日の採血結果の説明を受ける。

「好中球絶対数※が０・０ということなので、現在採血血液中に白血病細胞はないものと考えられます」

好中球絶対数、そんなわかりやすい指標があったとは。今回の結果から言えることは、化学療法により白血病細胞による白血球も減り切ったということ。治療としてはかなり順調と言えそうだ。

ほんとに良かった。

いつも通り11時半に予約したシャワーの時間。

さ、ボディソープを持ってシャワーに。あ、検尿忘れてた。

※好中球絶対数：白血球数と白血球分類の好中球分画のパーセンテージから、末梢血液中の好中球の絶対数を算出したもの

検尿には、朝採れが必要とされていたが、でも忘れちゃってた。ま、悔やんでもしょうがない。時間は戻せないのだから。無理なことを嘆いている時間があるなら、前に進もうではないか。正直明日へ持ち越すのも面倒くさい。よーし、今採ってしまえ。

当然「今度は朝イチのをお願いしますね」と注意されたが、適当な笑顔で「すいませ〜ん」と答え、尿の温度で曇った検尿ロックグラスを渡した。

夕方ごろに両親が来た。僕は彼らをとても楽しみに待っていた。なぜかというと、レンタルコミックを持ってきてもらう約束をしてあったからだ。今の生活で漫画が届くというのは夢のようにワクワクする。電子コミックレンタルでも良かったのだが、値段が倍くらいだったので、親には申し訳ないが実家に届いたレンタルコミックを持ってきてもらうことにしたのだ。

今回3つの漫画をレンタルした。「どのタイトルでもいいから、1巻から最終巻まで持ってきて」とお願いしていた。中途半端に区切られて、次を待つのも嫌だったのでそこはしっかり。「1巻から最終巻まで」と。

ちゃんと言っとかないとね。うー、たまりませんなぁ。

予定通り、夕方に両親はやってきた。

入院当時、即求めた漫画だったが長い長い細かな闘いを繰り返し、やっと今日、届くのだ。入院と言えば漫画。もう、両親はどちらでもいい。漫画が届けばいいのだ。

第19日目② 地獄の景色

母がバッグをゴソゴソした。

「はい、持ってきたよ。〝のだめ〟ってやつ」

なるほど。レンタルした3つの漫画のうち、のだめカンタービレスタートか。オレだったら最初に選ばなかったけどまぁ、よい。あんまり言うと間違えちゃうから。だから多くは望まない。とにかく手元に、のだめ全巻を持って来てもらえることに感謝なのだ。母を優しく見守り全25巻の登場を待ちわびる。

7冊…8冊…9冊…10冊…

「はい」

「……はい？」

待ってくれ。全然少ないぞ。いや、バッグにまだ残って……ないか。あぁまたしても。人間誰でもミスはする。僕だって検尿忘れて適当にやって提出したじゃないか。責めても仕方ないから、10巻まで読んで続きを次回持ってきてもら……。

オ？？　オオオ？　おい、マジかよ！

まさかの16巻から25巻。なぁぜだぁ。なぜだー。せめて1巻からであってくれよぉ。なんで16巻からなんだよ〜。うー、16巻からじゃ、読めないよぉ。なんで。なんでそんなことになるんだよ。眼球飛び出しそうになるくらい腹が立ったが、それを抑えて抑えて抑えた。覚悟はしていたけど、さすがに厳しすぎるぜと思った。

下剤を飲んでいたおかげで、夜、検便のチャンスがきた。現在、オナラだけでも便座の消臭機能を使いたいくらい臭いので、そんなタイミングの使を渡すのはすごい嫌なのだが、「提出しろ」と言われているのでしょうがない。問題は、まるでロックグラスのようなクリアボックスに、どうやって適量を調節するかだ。ズルリと一本いってしまったらハブ酒のようになってしまう。事前にどうやって採ろうかと、看護師Eくんに相談していた。提案された方法は、

①床にシートを敷いて、そこに出したのをすくう

②アイスの木のスプーン（パナップ用くらいのロングサイズ）みたいなのがあるので、それで取る。

僕は、便器から離れ床にうんこをすることに大きな罪悪感を感じたので、②を選択した。便意を催す前に、看護師Eくんからパナップのスプーンみたいなのを受け取った。

さぁ、検便ロックグラスとパナップスプーンを持ちトイレへ。どんな便が出るだろう。もし下痢だと便器にしてからすくいあげる方法はできない。とすれば、肛門から直接、出際をパナップスプーンで取るか。よし、このパナップ……いや、〝直取りうんこ棒〟で。

少し力み、腸の気配を感じてみる。

ほほう。なるほど。やや緩めではあるが、形はあると言ったところか。よし。やるか。ここからは真剣勝負。一太刀で勝負が決まる。僕は、無駄に眉間にシワを寄せ男前フェイスを作り

～ 検便の容器 ～

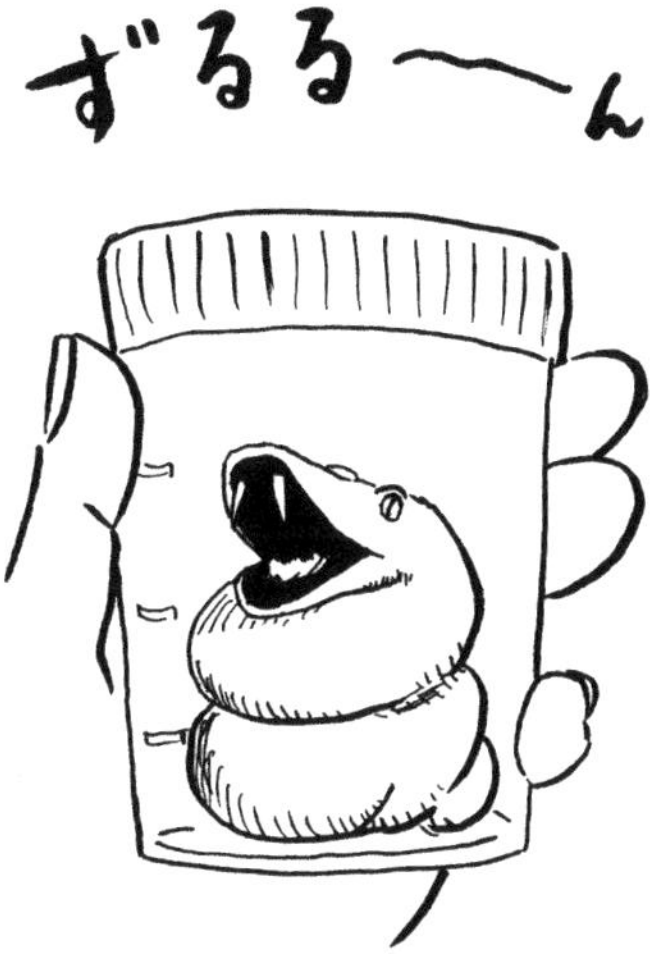

僕は恥ずかしいので、検便に必要な最低限の量でなんとかしたいと思っています。病院は一体、僕にどれくらいの量を求めているんだろう。

集中し、棒を肛門に近づけた。

ソーレ〜い！

うまくいった。出際を直にすくうと検便ロックグラスへポトリと落とした。ひょっとしたら少ないかもしれないと余計な心配をし、パナップふたくち分を確保した。とりあえず臭いので急いでフタを閉めた。まるで、カブトムシを捕まえたときと同じような扱いだ。クリアボックスに入ったうんこは、３６０度から観察できる。うんこの熱で、容器が徐々に曇る様は、ある種、地獄のような光景だ。

看護師さんを呼んで、手渡すのも地獄のような光景だし、持ってきてもらった、のだめカンタービレが16巻からだったのも、そりゃ地獄のような光景だったよ。

検査項目	結果	正常値
白血球	0.3 ▼	3.3-8.6
赤血球	2.44 ▼	4.35-5.55
血色素量	7.4 ▼	13.7-16.8
血小板	3.2 ▼	15.8-34.8
CRP	3.0 ▲	0.3 以下

CRP（感染の指標）が徐々に上がってきてます。（第19日目）

第20日目　マルク【再】

今日もすごい嫌なイベントが。午前10時から骨髄液の検査。マルク。前回は処置室に通されたが、今回は抵抗力が少ないのでクリーンルームで行うことになった。

午前10時。こわい。とりあえず、気を散らすためにテレビを点けておこう。音も大きめに。10時過ぎ。ついにY先生、看護師Bさん、見知らぬ看護師さんが部屋に来た。作業スペースを確保するために、ソファーやキャビネットを廊下に出したり、バタバタし始めた。この特別感が余計緊張感を高めていく。ベッドにうつ伏せで寝るよう指示された。

あぁあ、もう終わり。こうなったら骨に針刺されて中の液体を引き抜かれるだけ。なんと恐ろしい。骨に針刺すか、普通。骨の中の液体ってなんだよ。それ抜くってもっとなんだよ。針ばっか刺されてもうこわいんだよ、針。

今の僕の心の拠り所はテレビ。顔は背けているが愉快な音だけ聞こえていればなんだか安心。この姿勢で覚悟を決め処置を待った。

準備を終えた先生が看護師Bさんにまず最初の指示を出した。

「ちょっとリモコンを貸してください」

アッ。テレビが消えた。

あゝ無情。あゝアン・ルイス。

僕の気を散らせる用のテレビはY先生も気が散るようで。互いの想いは相反するものであったが、どう考えてもここはY先生の判断が正解なので素直に受け入れた。

シーンという音が聞こえる。テレビが消えたことで一気に無音に。ドクン……ドクン……。

緊張感が高まる。ほんと嫌だ。体が自然と強ばる。

「はい、麻酔打ちます。ちょっとチクっとしますよー」

ズーンとした重い感覚。

いったー。

そして、2本目。今度は少し針を入れてから「はい。ちょっとチクっとしますよー」と言われた。なるほど。これは注射テクの一つだろう。刺し始めてから、しゃべりかけることで痛みへの集中を分散するやり方か。僕は、Y先生の心理テクニックに感心した。

抜かれていく骨髄液たちよ。君たちはどんな色をしているんだい？　恐怖で目を背けている僕を許しておくれ。

「はい、終わりました。じゃあ、あとお願いします」

Y先生は看護師Bさんに後を任せ部屋を去っていった。

ふぅ。今回もフォォォーという掃除機のような音が聞こえてきた。前回に引き続きこの音の正体が気になったので、後から看護師Bさんに聞いてみた。するとさっきのはドライヤーの音だったようだ。一体、ドライヤーで何をしているのだろう。熱風を当てていたのか冷風を当てていたのか。それはマイナスイオンが出るタイプのやつなのか。僕には知る由もない。

第21日目　40℃の夜

金曜日だけは先生が外来のため、午後にやってくる。

夕方頃、採血の説明を受ける。各血球は低いままだったものの、ＣＲＰ少し回復。

「これは点滴に変更した強めの抗生剤が効いているということです。そして、昨日行った骨髄検査の結果ですが、悪い白血球は７％～８％に下がっています」

良かった。毎回、検査結果は恐い。でも、聞かなきゃいけないんだよ。いい報告ならどんだけでも聞くんだけどね。その保証はない。

昼すぎに体温を測ると38℃を超えていたので、カロナール※という解熱剤を飲んだ。体が少し重い。ちょっと横になりました。あ～ぁ。今日両親が来るって連絡あったけどゴロゴロしたいなぁ。でも両親とともにレンタルコミックもきてくれるからなぁ。

17時すぎ、漫画が来た。あ、違う。両親が来た。今朝の採血の結果と骨髄検査の結果説明をする。

「若いのもあるだな。回復がいいだわ。まぁ、こんだけ来てやっとるだで、良くなってもらわんと困るわ」

父の言葉は相変わらず病人の慢心をギリギリと締め上げる。母と僕が黙ってしまった中で、看護師Ｆさんが体温計を持ってやってきた。解熱剤の効果を見るためだったが、熱は38・２℃と解熱剤は効いてなかった。

検査項目	結果	正常値
白血球	0.5 ▼	3.3-8.6
赤血球	2.38 ▼	4.35-5.55
血色素量	7.3 ▼	13.7-16.8
血小板	3.9 ▼	15.8-34.8
CRP	1.5 ▲	0.3 以下

CRPは強めの抗生剤のおかげで、3.0から1.5に減りました。（第21日目）

※カロナール：（一般名アセトアミノフェン）、解熱鎮痛剤

さぁ、今の熱を聞いた両親よ。わかってくれるよね。僕は熱があるんだ。もう、寝転ばせてくれ。体はおろか、精神的にも父の発言でボロボロなんだ。しかし、彼らになかなか帰る様子はない。見舞客に「帰ってくれ」と言わせないでくれたまえ。なんとか察してほしい……。

するると、やっと父が口を開いた。

「38℃くらい、健康な人でも出るもんなぁ」

なぁあぁあぁあぁあぁあぁっつっ！

んんあんあんあんあんあん！

もう勘弁してちょーよ。じゃあ、尚更よ。健康な人の38℃と不健康な人の38℃を比較して考えてみてくれ。そう。逆ぎゃく。不健康な人の38℃なんだから。オレ！

僕が新たにストレスをためている中で更に父は言葉を重ねる。

「俺は35℃台のときあるもんなぁ」

うるせぇぇぇぇ！　知らねエエエエエッ！

いまのオレの前で不健康アピールするんじゃやねぇッ！

そのうち、夕食が運ばれてきて「今日はなんだぁ?」と嬉しそうに、お膳のフタを開けてチェックしていたら、お腹が空いたのだろう。父は「帰るか」と言って両親は去って行った。

その日の夜。僕の熱は40℃を超えた。

第22日目　健康人の真似事

熱で苦しすぎてほとんど寝られず。ほんとに早く朝になってほしかった。

現在、解熱剤とステロイドの点滴頼りだが、いまいち効いてこない。とりあえず寝転んでおこう。しかし、今日、本当にシンドいのは熱ではなかった。脚に異変。両ふくらはぎに激痛。これは、おそらく副作用……ではない。ピンポイントにふくらはぎのみが痛むなど、どう考えてもオカシい。それに思い当たる節があった。

一昨日のことだ。暇だったので運動不足になるのも良くないと思い立ち、軽くふくらはぎの筋トレ（かかとを上げ下げするヤツ）を行った。それが原因じゃないかと思う。そして今日、ありえない程の筋肉痛。痛すぎて脚を使って立ち上がれない。腕で支えながら歩くのがやっと。キツい。この脚の痛みを伝えると看護師さんに言われた。

「筋トレは筋線維の破壊と修復によって、筋肉を肥大化するもの。なので、今の血小板の数値上、筋線維の修復が出来ず筋肉痛の状態が続いているのではないんでしょうか？」

言われてみればそんな気がする〜。

それぐらい自分にも容易に想像がついたじゃないか。病人のくせに、なに背伸びして健康的なことやってんだ。病人としての自覚とプライドを持て。張り切りが悪く作用するほどカッコ悪いことはないぞ。動機だって不純だったんだよ。

運動不足になるのも良くないと思っただけではない。クリーンルーム内で見かけるのは、年配の方が多い。そこで思いついた。運動不足になるのも良くない。たまには運動をしたほうがいいだろう。クリーンルーム内を散歩？　いや、そんな年寄りめいたことしてられない。オレはこの中では若い方なんだ。若さをアピールするため、筋トレでもしようじゃないか。お年寄りには真似できまいフハハハハ。が、この始末。

さらにだ！　なぜふくらはぎにだけ筋肉痛？　と。そう。ふくらはぎの筋トレしかしなかったから。腕立て、腹筋は普通につらいので一番楽なふくらはぎだけでいいや。そう、僕は病気なんだから、無理しちゃダメなんだから、と。

妥協といいわけを、自分のお好みの配合でオリジナルブレンドし、ほろ苦い結果となる本日のブレンドを作り上げたのである。ただ、全身運動にしなかった自分の弱さが不幸中の幸いを導いたと言えよう。もし、全身この痛みをまとってしまったら、もはや少しも動けなくなっていた。

夜、体がブルブル震える。寒い。熱を測ると39・9℃。看護師Dさんに告げると、「熱の仕組みとして、熱があっても体が寒い間は、どんどん暖めて熱を最高まで上げてしまってください。で、今度は熱くなってくるのでそのときは、氷まくらを使って冷やしてください。そのとき暑いなら布団も掛けなくて結構です」と説明を受けた。

言われるがままに震える体に布団をかぶった。それにしても頭が熱い。壊れてしまうんじゃないかと思う。一体何度まで上がるんだろう。氷まくらを使いたいが、ここで使うと無駄に熱が下がってしまうので我慢。今夜も40℃は超えているんだろうな。もはや気絶したように眠っていた。起きると熱くて堪らなかったが、ようやく氷まくらの出番がきた。熱で脳がやられるみたいな話を聞いたこともあるが、マジでやられてしまいそうだ。

熱い熱い熱い……大丈夫か？　熱で体が動かないのに、頭はすごく冷静だ。だからこそ、体がヤバい状態なのが凄くわかる。とりあえず、しっかり冷やさないとヤバい。氷まくらをセットし、布団は外す。下痢は嫌なのでお腹にだけは布団を掛けて。それだけ動くと再び気が遠くなってきた。

動けない。寝て大丈夫か？

しかし、体は抗えない。僕は明日の朝、無事に目が覚める気がしなかった。

第24日目　1コン、2コン、ソセゴン※

起床時の熱は37℃台。しかし、脚が！

イタイイタイタイタイタイ。移動も大変。ナースステーションにシャワーの予約を取りに行くのも点滴のコロコロを支えにして、なんとかやっている状態。

少しすると看護師Bさんがやってきた。痛み止めの点滴ソセゴンを持ってきてくれた。それは、麻薬的な痛み止めだということだった。

※ソセゴン：(一般名ペンタゾシン)、鎮痛剤

なるほど。興味ある。

こうゆうときにしか経験できないだろうし、なにより脚がたまらなく痛い。なので、そのまま横になりソセゴンをつないでもらうことにした。ワクワクしながら体の変化を見守る。全身がポカポカして体もなんか軽くなってきた。例えるなら温泉に仰向けに浮いている感じ。気持ちいい。そして、いつの間にかそのまま寝てしまった。

起きると脚は痛いままだった。とても悲しかった。が、一方、ソセゴンの麻薬的印象は実感することができた。僕はソセゴン中、確かに睡眠していた。しかし、なぜだか僕の今日の午前中は久しぶりすぎる仲良くない友達に会っているとか、ベランダから看護師さんと一緒に飛び立って空を飛んだという思い出ができていた。

ヤバいヤバい。こうゆうことね。それに一時的な記憶障害。看護師さんとか担当医のY先生の名前を忘れてしまった。全然思い出せない。顔は出るんだけど。とはいうものの、その後、顔を合わせれば、名前は出てきたのでまぁ大丈夫だろう。

ポカポカフワフワ気持ちいいは、気持ちいいかもしれないが……。そんなに愉快なものではない。変な記憶を植えつけられるのは恐ろしい。

検査項目	結果	正常値
白血球	0.3 ▼	3.3-8.6
赤血球	2.26 ▼	4.35-5.55
血色素量	6.8 ▼	13.7-16.8
血小板	1.7 ▼	15.8-34.8
CRP	6.9 ▲	0.3 以下

ちょっと！ 白血球が正常値の10分の1しかないじゃないの！
（第24日目）

ただこれだけソセゴンのことを偉そうに語っておいて、プラセボ効果だったらどうしよう。

第26日目　アイリッシュウイスキーのストレートをダブルで

熱は40・1℃。毎日毎日。ナースコールを押して薬をもらって、氷まくらで再びおやすみ。起床時間になると熱は38℃後半くらい。それでも眠る前の40℃に比べれば全然いい。

今日は検便と検尿の日です。今回はしっかりと朝イチの熟成された中間尿を採取。ロックグラスのようなクリアボックスに、まるでアイリッシュウイスキーのストレートをダブルで、という感じ。それを看護師さんに渡して今回の検尿は無事終了。

現在、便秘5日目で検便の必要もあるので、下剤マグミットとセンノシドを飲む。下剤もダブルで。入院患者からしたら、下剤や尿なんてウイスキーみたいなものなのだ。

Y先生の回診で今朝の採血の説明を受ける。

「ＣＰＫ※が３５２。これは筋肉の状態を表す数字なので、ふくらはぎの筋肉を痛めていることが考えられます」

すごいなぁ。血液検査だけで筋肉のことまでわかるのか。ということは、まだふくらはぎの痛みは続きそうです。

ここ数日、下剤をバンバン飲んで過ごしていたが、夕食時ついに来た感じ。届いた晩ご飯の

※ CPK：CK、クレアチンキナーゼ。骨格筋や心筋、平滑筋などの筋肉や脳に存在する酵素で、筋肉に障害があると、CPK が血液中に出て高い数値となる

フタを全部外したときに、なんだか行けそうな気がした。検便ロックグラスと直取りうんこ棒を持ち、脚を引きずりトイレに向かった。だが、いざ棒を肛門付近で構え、力んでみるもなかなか出ない。さすが五日間選手。一旦、直取りうんこ棒を置く。

「ふぅー」

それにしても力むとふくらはぎが張って激痛が走る。下っ腹への力みで、ふくらはぎまでにも影響を受けるなんて、もうやってられない。どうなってんだよ。腹立つ。

肛門対ふくらはぎ。こんな対戦カード今まであっただろうか。これぞ異種格闘技。どちらも痛がってるぞ！　頑張る二人をよそに、正直オレはギブ寸前だ。それでも、オレにできることは力むことだけ。力む力む力む力む。痛い痛い痛い痛い……。繰り返すこと数回。

力む力む力む。あ、出る出る出る。よしよしよし。

あ！　いかんいかんいかん。うんこ棒うんこ棒うんこ棒。

危機一髪。どうにか棒は間に合い、ロックグラスに確保。はぁー、疲れました。もう、検便は勘弁。

検査項目	結果	正常値
白血球	0.5 ▼	3.3-8.6
赤血球	2.29 ▼	4.35-5.55
血色素量	6.9 ▼	13.7-16.8
血小板	1.4 ▼	15.8-34.8
CRP	12.6 ▲	0.3 以下

白血球が少し上がった〜。でも
CRPが！（第26日目）

第28日目　CPK608

深夜、38・6℃。まぁ、この程度。今まで絶体絶命、連日の熱山脈を越えてきた発熱アルピニストにとってはなんの苦労もないわ。笑わせよる。それにしても、連日のアタックで随分、脚の方に負担がかかっているようだ。

深夜に発熱もあり、寝汗を何度もかいた。いつもと同じ異常な夜。すっごい着替えて、なぜだか尿もいっぱい出た。途中で脚を高い位置にキープするため（むくみ対策）のクッションを借りた。朝起きると、熱が落ち着いたこともさることながら、脚がすっごい楽だ。立つとドクドク脈打ち痛むが、むくみ対策がとにかく効果的だということを学んだ。

午後にY先生が来て朝の採血の説明を受ける。白血球は1・2まで上がった。

「CRP25・3で数値としてはかなり高いですが、白血球がここから増えてきて抵抗力は強くなってきますので、気にすることはないです」とのこと。そして問題の脚。

検査項目	結果	正常値
白血球	1.2 ▼	3.3-8.6
赤血球	2.73 ▼	4.35-5.55
血色素量	8.2 ▼	13.7-16.8
血小板	2 ▼	15.8-34.8
CRP	25.3 ▲	0.3 以下

血球数は全体的に上がってきました。CRPは過去最高値です。（第28日目）

「筋肉の数値CPKですが、608と、かなり数値は高いです」

規格外！　よくわかんないけどロベルト・カルロスの脚の筋肉レベルの話やん。

今日は脚が少し楽なので、久しぶりにシャワーを浴びた。スッキリ気分で自分の部屋に戻った。


あ。あ？　くっせ！


最悪だ。ここ数日ずっと、個室から出ていなかったので気づかなかったがオナラ臭い。便秘で下剤を飲み、脚が痛いので動けず布団でブッブ、ブッブやっているうちにこんな醜態……いや、臭態をさらしていたとは！　これは大問題だ。CO_2、PM2・5、光化学スモッグ、ONR《オナラ》……環境汚染は世界の課題。

とりあえず窓を開けて換気でもしたいが、白血病患者にそれは禁じ手。窓から入った菌でクリーンルームの患者たちが大量に犠牲になってしまう。ここは、ファブリーズを雨のように大量に吹きかけた。シーツについた抜け毛には、コロコロをかけた。

あ～働いた。

「すー、はー」

澄んだ空気。アイガーさながら。あと対処するのは……。そうだな。昨日からのパンツを今日もまた穿いていることかな。そう。僕の今穿いてるパンツ。数日ぶりのシャワーを終えたオレだが、手元に洗濯済みのパンツがないため昨日のまま同じパンツを穿いているのだ。

おかあさーん。パンツ足りないよー。

そこにちょうど運のいいことに母からメールが来ていた。

「今日行くから何かほしい？」

「パンツを買ってきて」とお願いしたら、すぐに母からの返信。「じゃあ、明日買うね」

ぬぁーっ！　来る途中にどうにかならんかね。

両親帰宅後、持ってきてもらった洗濯済みパンツに穿き替えたが、パンツの残数は……。そうか。

僕はさっそく脱いだばかりのパンツを持って洗面台に向かった。これが乾けば残数が一つ増える。

第29日目　クロストリジウム※大量発生中

起床時間を待たずに、熱くて起きた。体温は39・7℃。ナースコールを押してカロナールをもらう。看護師さんに「今日も痛い」と脚の様子を伝える。熱を持ち、足首辺りの皮下に赤い斑点ができ始めた。どうなっちゃうんだろ。パンパンにむくんだふくらはぎは太ももと同じ太

※クロストリジウム：ディフィシル菌のこと。抗菌薬の使用により起こる腸炎が知られている。軽度の下痢症状から腸閉塞や中毒性巨大結腸、さらに死に至るような重篤な腸管壊死まで幅が広い

さになっており、くるぶしも埋まっている。今やれるのは痛み止めだけ。大丈夫かな。痛み止めは治療ではないからな。

そこにさらに嫌な知らせ。

「この前の検便でクロストリジウムという細菌が大量に見つかりました」

ということで再検査。ちなみにクロストリジウムとは土の中にでも生息するほぼ無害の細菌らしい。でも今は腸内環境がうまくコントロールできないから、普通のとき以上に大量発生しているようです。

でも、再検査いる？　いいよ、しなくて。いっぱいいるっていう結果でいいよ。なにより脚痛いし、便秘だし。検便ロックグラス恥ずかしいし。

そう思っていると、今回渡されたのは、小さめの容器。直径5㎝くらい。このサイズあるんだ。わーい。

そして、すくうための厚紙もめちゃくちゃ小さい。全長5㎝くらい。このサイズあるんだ。わーい。いや、ちっちゃすぎるわ、こんなサイズの厚紙ですくったら指にうんこ付くわっ！

検査項目	結果	正常値
白血球	3.1 ▼	3.3-8.6
赤血球	2.7 ▼	4.35-5.55
血色素量	8.1 ▼	13.7-16.8
血小板	7.8 ▼	15.8-34.8
CRP	9.7 ▲	0.3 以下

だいぶ数値が回復してきました。菌への対抗力が出てきたので、熱が引いてきたのでしょう。（第31日目）

第32日目　努力に固執しない柔軟さ

「だいぶ治療は終わりに近づいてきました。血球の量からいっても、脚の痛みがなくなれば、大部屋とか、今週末には外泊ができる時期です」

　本日Y先生にそう言われた。

　2月9日に入院生活が始まり、ついにそんな話が持ち上がり始めました。なんだか不思議。死ぬかと思った急性骨髄性白血病。すぐに治療が始まり、治療は病院任せで完全に身を委ねた1か月。僕はなんの努力もなしに、クリーンルームから退室するところまで連れて来てもらった。むしろ、唯一の努力、筋トレは僕に不幸をもたらした。努力や頑張ってる暇はない。そんなことするくらいなら、力のあるものに頼ろう。

「来週火曜にマルクをして、寛解状態にあるかチェックしましょう。親御さんにも同席してもらい説明して退院という流れにしましょう」

　マルクは嫌だ。……が、これで一時退院かぁ。実家。正直、クリーンルームでいいかなぁ。今週末、一時退院かぁ。んーまぁ、ココでいいかなぁ。大部屋も全然嫌だなぁ。

　さっそく、マンスリーマンションやビジネスホテルを調べてみたが、1週間でもかかるねぇ。

第33日目　92分後

初めて寝汗をかかずに起床。おそらく年始から考えても初ではないだろうか。ただ、少し気持ち悪いのは継続しており朝食はあまり食べられなかった。

朝が一番飲み薬が多い。昨日一日で飲んだ薬は24。そして今日も。憂鬱だ。手の上をジャラジャラ踊る薬たち。胃でもジャラジャラ。今日もクスリでお腹いっぱい。過食だわ、こんなの。加えて脚の痛み対策に、ロキソニンも追加して飲む。

昼食時も気持ち悪くって寝ていた。一応、メインとごはんだけ食べ、覚悟と勢いで薬を飲む。

ドラッグでグッドラックてか。そんなダジャレでクスリ、クスリてか。もう勘弁してジョーザイてか。

さて、時間の経過とともに更に気持ち悪さが増す。ホットパックをもらい胃腸を温め、偽りの安らぎを。テレビも気持ち悪すぎて見てられないので、とりあえず眠ることにした。脚も痛いし、だいぶ苦しんでいます。そして、更に追い打ちが。

「白血球も回復してきましたので、点滴と抗生剤が終わります」からの「なので、かわりに飲み薬が1種類増えます」

ダメ！　絶対！

ＳＴＯＰ！　薬物！

体調、おかしくなれ。錠剤の好きにさせるな。点滴と抗生剤が必要なカラダになれ。不健康になれ。

健康な体になるというのは、ときとしてなんたる残酷なことか。今の僕には、重たい1錠が追加となった。夕飯は食べられずそのまま下膳してもらった。ごはんは食べても食べなくても自由なのだが、薬は絶対だ。病院においては『飲め！　絶対！』がルールである。とりあえず、脚の痛み止めは我慢して、残りを飲もう。

「ふぅー」

1時間経過。

飲めない。気持ち悪い。何かが食道に触れた瞬間、すべてを戻しそうな自覚アリ。一人、葛藤しているところに看護師Iさんが来た。

「薬飲めましたかー?」

適当に返事を返す。正直、このまま飲まずに「しょうがないですねー。今日だけですよ」待ち。だって、全然飲めそうにないんですもん。

さらに30分経過。

コンコン。ガラッ。

「飲めましたー?」

第30日目の薬

・点滴…24h
・血小板輸血
・抗生剤… 3種類

・ポラプレジンク… 4錠
・メチコバール… 2錠
・フォリアミン… 2錠
・トラムセット… 4錠
・フラジール… 6錠
・マグミット… 3錠
・ランソプラゾール… 2錠
・ミヤBM… 3包
・ロキソニン… 2錠

・ヘモポリゾン… 1個

看護師Ｉさんの更なる催促。全然無理。でも僕がぐずって飲まないでいて、看護師Ｉさんが先輩に怒られたら可哀相そうだもんなぁ。飲むかぁ。僕は看護師Ｉさんの期待に応えるため、薬をジャラっと水とともに流し込んだ。

２分後。

「うぅ、オロロ、ロロロロッ。オロロロ……オォロロロロ。はぁはぁはぁ、ヴォ、ヴォロロ〜……」

吐きました。思いっきり。これで夜の薬からも解放と思っていたところに看護師Ｉさんが。

「薬飲んだ瞬間、吐いちゃった」と伝えると「大丈夫ですか？　じゃあ、先生に報告しておきますね」とのこと。

よかったよかった。その夜、どうしても脚が痛くって、恐る恐る痛み止めの薬だけ飲みました。

検査項目	結果	正常値
白血球	7.3	3.3-8.6
赤血球	3.59 ▼	4.35-5.55
血色素量	10.8 ▼	13.7-16.8
血小板	41.3 ▲	15.8-34.8
CRP	2.5 ▲	0.3 以下

前日の血液検査。すごい回復してきました。白血球は正常値内。血小板はオーバーという結果。小生は無事、第1コースを乗り越えました。（第36日目）

第38日目　整形外科に行けました

今日はふくらはぎのための整形外科の予約が入っていた。やっとクリーンルームを出られるくらい白血球が回復したからだ。行きは車イスだが、帰りはスキップの予定。正直、胸が躍る。

予約の時間が近づき、車イスでクリーンルームを出た。約1か月ぶり。廊下の空気がヒンヤリする。そうか、まだ寒い時期なんだ。ひらけた景色に空気の流れ。とてもとても新鮮だった。

順番がくると、僕は診察室で仰向けに寝かされた。

「腫れぼったいね。これ痛い?」

医師により乱暴に筋肉が揉まれる。

「いたッ!」

そら、いてえって。痛くてここまで来とるんじゃい!

これがプロのやり方か。ならばコチラも一流のコミカルリアクションでアピールするしかない。

「ここは?」「いたッ」「ここは?」「アイタッ」「じゃあここは?」「アたたたたたッ」

「はい、反対の脚。これは?」「あ〜、いたたた、いた!」

両脚のチェックが終わると少しの疲れを感じたが、これでいいのだ。早く診断を下してもらって治してくれれば。さぁ、先生! どうでしょう!

「……じゃあ、レントゲン撮りましょう」

ト・ゲーーン!

「骨に異常はないね」

でしょうね！

「……じゃあ、エコーとＭＲＩでも検査して」

エコアールアァ〜イッ！

もう、なんでもいいや。やりましょう。とにかく今日で終わらせたいんだから。

「……で検査は、再来週」

ソウタイセイリロ〜ン！

全然予約が取れないとのことで、かなりの長期計画が立てられそうになっている。

「いや、僕もう退院が近いんですけど」というやり取りがあり、なんとか今週いっぱいにかけて予約を取ってもらえることになりました。

イッタラユウズウキイター！

正直言えばさ、僕、毎日ココにいるし、ココで暮らしてるんだよ。外来受付後に、一人分くらいチョロチョロっとやっておくれよ。

期待した結果が満たされず痛いままの脚にモヤモヤしているとＹ先生が来た。

「第２コースは来週火曜から始めましょう。整形外科からは今週１週間をかけて行っていくと言われたので一時退院は少し難しいですね。脚が回復すれば外泊という形にしましょう」と。

まぁ、一回くらい外出て旨いもの食べたかったなぁ。

明日はマルク。前回痛くなかったけど……、ぜんぜん嫌です。

第39日目　愚痴りたくもない

脚いてぇ。整形外科医のあのモミモミのせいだよ。モミモミすんなよぉ。まったく。ほんとう、モミモミの好きな野郎だったぜ。

今日は10時からマルクがある。昨日の整形外科とマルクが恐い話を、今日の担当の看護師Jさんと看護師Kさんに聞いてもらう。愚痴りたくもなる。

夕方、マルクの結果を踏まえ、両親同席でY先生から第1コースの説明を受けた。

「とりあえず、第1コースは寛解状態になりました」

よかったぁ。何となく治りそうな気もしてるし、人間的には元気だし良かった。正直、自分の体に何の問題も感じない。完全に白血病を克服するパターンに入ってる気がしていた。でも、事態は少し違ったみたいです。

「ただ、本日のマルクの結果から、最初に予想していた白血病よりも、少し簡単ではない部類ということがわかりました。なので、この後の第2、第3、第4コースに行う地固め療法も、第1コースと同じように強めの抗がん剤での治療をすることにします」

「……」

はっきりわからないが、最初に受けた説明のときより嫌な部分が見つかったようだ。毎日ゴロゴロ過ごす今が日常になっていたが、やはり今はただの日常なんかではない。〝非日常〟が続いた悪い意味の〝日常〟を過ごしているのだ。その原点に立ち返っただけで、僕は胸を締め付ける恐怖を再び思い出し始めていた。

「……なので、最終的に完治と考えられる状態になれるのは、現時点では50％といったところでしょう。ただし、検査中の項目もありますので、好転する可能性も」

第1コースが終わった時点で寛解といっても、所詮は寛解。しっかり治ったわけではない。やっぱりこの病気は再発する可能性のある病気なのだ。

正確には、5年後に生きている可能性が50％だということだった。

なんだろう。

なんなんだろう。

生きている可能性？　それは、〝生きていない可能性〟の話？

久しぶりに、肌が粟立ち心臓がバクバクした。全身は脱力し、のくせに体は火照る。緊張のせいで軽い吐き気がする。

僕は、説明を終えたY先生に向かって「……はい。……お願いします」と言うのがやっとだった。

いつも病気の経過がわかればみんなに報告していたが、今日はまだ愚痴りたくもない。

第41日目　脚エコー

16時頃ふくらはぎのためエコー検査に車イスで連れて行ってもらった。なんだかひっそりとした静かな場所だ。人があまりいないし、電気も薄暗い。不安感を煽る。

「今回のエコー検査※は、血管に血栓が詰まっていないかをチェックするために行います」

とのこと。動くことの少ない入院生活では、体に血栓ができやすいらしいのだ。なんか僕のふくらはぎの痛みは血栓じゃない気がするけどなぁ。あのチャラついた整形外科医め、やたらと検査に回してるんじゃないだろうか。治療先延ばしにしちゃって、もうコッチのシーアーは限界だというのに。不安感、煽るぜ。

エコーの検査は温かいジェルを塗るところから始まった。その塗った箇所にコブシ大の機械を押し付けてエコーする。これが痛い。表面をなでる程度の刺激しか耐えられない僕の脚を、エコーの機械を使ってグイグイと圧力をかけられる。

あたたたたー。エコーズACTスリーーッ！※※　そんなとき、ふくらはぎあたりに器具を当てている先生の手が緩んだ。

「アキレス腱、切った？」

アキレス腱？　アキレス腱て、あのアキレス腱？　切ってない。そんな過去ない。え？　切れてんの？　オレのアキレス。ドワッと体が火照る。

「いや、切れたことないです」

「あぁ、そう……」

あぁそう。あぁそう、てか、おおごとやん！

※エコー検査：超音波を対象物に当ててその反響を映像化する画像検査法
※※エコーズACT3：『ジョジョの奇妙な冒険』より

マジで？　どうりで激痛ってこと。どうりで歩けないってこと。筋トレしただけだよ。マジで？　右脚も左脚もいたいよ？　え？　両脚、切れてんの？　オレのアキレス。

〝アキレス腱ズ〟やん。複数形になるから、〝アキレス腱ズ〟やん！

たまらんわー。はっきり言われたわけじゃないけどアキレス腱だったら、マジたまらん。

その後、「このへんも痛いですか？」と、股関節周りを調べているときにも聞かれ、ほんとはちょっと痛かったけど、これ以上は自分の体の損壊を受け入れたくなかったので「そこは別にぃ……」と、嘘つく始末。ビビっちゃって。

だってもし、白血病で両アキレス腱断裂していたなんてことになったら、マジでシャレならんぞ。白血病と両アキレス腱断裂って、どんな合わせ技だよ！

爆笑するわ！

第42日目　五味俊作

本日未明ながら、整形外科の予定。

随分ノロノロしてくれたぜ。オレの歩き方かっつーの！　ノロノロノロノロ。爽やかセレブ系整形外科医め。検査・検査・検査……。いったい何日かかってんだ。結果は出たんでしょうねぇ？　筋肉の炎症的なヤツでしょ？　アキレス腱ではないでしょ？　整形外科の先生よ。

昭和のアイドルみたいな名前しちゃって。ここでは仮に〝五味俊作《ごみしゅんさく》〟とでも呼ばせていただこう。

俊作とは一度会っただけだが、イメージでは週末はサンサンと輝く太陽の下、マリンスポーツ・テニス・ゴルフとアクティブな趣味に興じている、さわやか前髪立ち上げ系、30代後半のスポーツマンセレブ医師。まさに、五味俊作の名前そのままの雰囲気だ。

確かに俊作からしたら、僕の脚なんかより週末の天気のことで頭がいっぱいかもしれない。だが、もうこれ以上長引かせはしないぜ。もちろん舐めた発言で、治療開始が先延ばしになることも許さない。

さぁ俊作よ！　順風満帆な整形外科医生活の陰に隠れてしまった、医者になったばかりの熱い気持ちを思い出せ。今日が決着のときだ。

診察室に入ると、俊作はPCのモニターを見ていた。

月曜以来か。そうそう、肌は綺麗に焼けた褐色、でもない。しかし、その肌はきめ細かく毛穴が閉じパンと張りが……あるわけでもない。仕事は二の次で、考えているのは、次の週末にクルーザーでどの辺に行こうかということ……という雰囲気もない。30代。……でもない40代？　セレブ感振りまいても〜、ない。

でも、前髪は立てている。前髪が立っている。やっぱり。なのでイメージ通りの男だ、俊作は。さぁ検査の結果を聞かせてくれたまえ！

「まずMRI※とエコーの検査結果からですが……」「はい」

※MRI：核磁気共鳴現象を利用して生体内の内部の情報を画像にする方法

「脚にたくさんの血溜まりがあることがわかりました」

ん？　チダマリ？　アレ？

「毛細血管が切れて、血が溜まって、血のコブとなっている状態です。それがどんどん大きくなったり、かなりたくさんできています」と俊作は言った。

どうやら、ふくらはぎの筋トレで毛細血管が大量に切れてしまったようだった。筋トレというのは得てしてそうゆうものなのだが、あの当時の僕は血小板が全然なかったので、毛細血管すら修復できず、血管の切断面からジャブジャブ血が流れ続けてしまったらしい。その結果、血がふくらはぎに溜まり、たくさんの血のコブが。

そしてこのコブがふくらはぎの筋肉を圧迫し、脚が動かせないくらいの激痛を引き起こしているということなのだ。

「だいぶ、血小板の数値は上がってきていますので、ここから回復してくるとは思いますが、血のコブをどうにかすることが大事になります。なので、これからは整形外科ではなく血管外科か放射線科にかかることをお勧めします」

と俊作……いえ、五味先生はおっしゃられました。ぜんぜん、筋肉の炎症じゃありませんでした。血のコブ！　いやいやいや〜、さすがは五味俊作先生！

よッ、平成の田宮二郎！

それもこれも、すべてしっかり検査をしていただいたおかげです。

検査検査検査検査。検査あってての健康ですものね〜。本当にありがとうございました。

それにどうだろう。五味先生の腕。そんなにスポーツにかまけている筋肉質なわけでもない。休日を使って文献を読むなど、よく勉学されてそうな綺麗な腕をしていらっしゃる。

なんだか、もう、ほんとに、非礼をお許しください。

熱が出たことと、ＣＲＰが10・２だったことを鑑みて、来週火曜から開始予定だった第２コースは少し先延ばしになりました。

検査項目	結果	正常値
白血球	9.8 ▲	3.3-8.6
赤血球	3.23 ▼	4.35-5.55
血色素量	9.6 ▼	13.7-16.8
血小板	50.2 ▲	15.8-34.8
CRP	10.2 ▲	0.3 以下

底辺のころは過ぎました。
が、白血球が多すぎて始まった白血病なので、オーバーしてくるのは結構こわいです。（第42日目）

第44日目　お見舞われる

社会では３連休のなか日。今日は、ＯくんとＳくんが来てくれることになっている。初めての家族以外のお見舞いということでワクワクしています。

18時半頃、ＯくんとＳくんが来た。ようこそ。

二人が会った瞬間にした嬉しそうな表情を見て、今まですごい心配してくれてたことが伝わってきた。心配させることはよくないけれど、すっごい嬉しかった。心配してくれてありがとう。

すごく笑った。病気の経過も報告はしたけど、僕自体がなるようにしかならないというスタンスで治療を受けているので、まぁ適当に。笑える感じで。でも、病気関係じゃない話のが多かった気がする。

僕はとにかく、久しぶりに見た外の世界の人にテンションが上がってたよ。最近会ってるのは、先生と看護師さんと掃除のTさんと、両親だから。私服着ている人すら久しぶりだもん。そんなこともあって、あいかわらずSくんは面白いもの身につけているので「かっこいいね」って言ったら「こんど送るわ」って。

気前いっ！

じゃあ、ありがたく。毎日レンタルパジャマですけど、オシャレする機会があるってことは楽しみ。

Oくんは、お見舞いの品に京都で買ったお守りもくれた。ただのお守りじゃないよ。京都のだよ。ブランド力あがってます。思いがけなかったお見舞いの品に感謝を告げると「俺、毎朝お祈りもしてるからね」という、もっと思いがけない報告。

なにを敬い、なににお祈りしてくれているのかはわからないが、本当にありがとうございます。きっと野球が好きだから打撃の神様川上哲治氏にお祈りしてくれているのだろう。

ほんとう二人に来てもらってめっちゃくちゃ楽しかったなぁ。だって、面会時間1時間オーバーしてるのわかってたけど、気づかない〝てい〟でいましたから。帰らせたくなくて。

Oくん、Sくん。また会いましょう。面会時間を大目に見てくれた看護師Cさんもありがとね。

第46日目　すっごい幸せそうな父

夕方頃、両親が来た。そのときには血液検査も終わっていたので、結果報告と今後のスケジュールを伝えると、父は検査の紙を見ながら言った。

「肝臓の数値もだいぶ良くなったなぁ。この前はあんまりよくなかったもんなぁ」

時折父は肝臓の話をしてくる。察するに、肝臓の検査項目の見方がオレにはわかるんだぞ、というアピールがビシビシ伝わってくる。

それは我々からの「へぇー、物知りだなぁ」待ち感がスゴい。

僕はその係パスだし、母もだんまりしているところから、パスしている様子。とにかくオレの検査結果で自分の株を上げようとしないでほしい。

なんとなく、父に対する信頼性がいまいち持てないでいると、父の方から口を開いた。

「ところでここの病院の看護師は……」

いやいや、文句はやめてくれよ。仲良くやってるんだから……

「若い子が多いでええなぁ」

え、なになに？　なに言い出した？

「俺が行く病院なんか年寄りの看護師ばっかだけどよぉ。ここは若い子が多いでええなぁ」

マジか！　いよいよ、息子の白血病に飽きてきている。一体どういうつもりなのだろう。それが、正常の人間の考え方だとしても、ここで言うかね。初老の妻と白血病の息子に向けて「若い看護師が多いでええなぁ」などと、なんと破廉恥で、破廉恥な。

僕と母が閉口しきっていると、聞こえてないと思ったのか「おまえの病院は若い看護師で羨ましい。俺のところは年寄りの看護師ばかりで残念だ」ということを何度も何度も口にした。下を向いて話を聞いていたが、嬉しそうに繰り返す父の様子を一回見てみた。

めちゃくちゃ口角上がってるやん。嘘だろ。口角上がりすぎて、ほほ肉がこれ以上ないほど山になってる。すっごい幸せそう。なにこれ。え？　マジ、なにこれ！

他になにしゃべってたのかよくわかんないけど、18時。

「そろそろ帰るか」と言って、帰り支度をする両親。父が去り際に
「友達に来てもらうのもいいけど、今ちがう菌が入ってもよくないから、もう少し我慢しろよ」

検査項目	結果	正常値
白血球	4.5	3.3-8.6
赤血球	3.03 ▼	4.35-5.55
血色素量	8.8 ▼	13.7-16.8
血小板	37.6 ▲	15.8-34.8
CRP	2.3 ▲	0.3 以下

CRPが落ちてきたので感染は弱くなってきています。肝臓は“GOT”とか“GPT”の数値でわかります。僕は今回も前回も正常値です。（第46日目）

と、警告をしていった。

どの口が。とにかく、お見舞いを我慢した方がいいのなら、まず父からの見舞いを我慢するだろう。

第47日目　みつを※の乱用

今日は、ふくらはぎのための血管外科が予定されている。これまでの安静にするという努力が報われ、だいぶ脚は楽になってきているし、もう一息と言ったところでしょう。

朝起きて、いつものように過ごす。朝食を少し残し、看護師さんたちと談笑。掃除のTさんと談笑。脚を引きずってシャワーを浴びる。お昼になり昼食を摂る。

なんもない、数時間。ほんとは、何かできた数時間。昨日、中小企業診断士の教材を持ってきてもらったので、ちょこちょこと空いたタイミングで勉強すれば良かったのである。それをダラダラダラダヘラヘラ。日記に偉そうなことばっか書いてる割に人間として未熟。

ただ、あいだみつを先生もこんなことを言ってらっしゃいます。

「にんげんだもの」※※便利な言葉だなぁ。やることやらずにダラダラするのだって、過去の文化人は肯定していると、私は受け取っております。

いや、ダメダメ。みつをの乱用は危険。簡単に自分の身を破滅へと導いてしまうだろう。あ

※相田みつを：1924 - 1991 年、日本の詩人・書家。書の詩人、いのちの詩人とも称される
※※『にんげんだもの』相田みつを著（文化出版局）より

いだ先生。ほんとうにスイマセンでした。

午後になると、血管外科に行けることに少々ワクワク。診察してもらえることも嬉しいのはさることながら、この病棟以外の景色を見ることができるだけでも全然気分が違います。

落ち着かない僕の元に、14時頃、看護師Dさんがやって来た。

「今日予定していた血管外科ですけど、先生がカルテを診たところ『医療用タイツを履いて安静にしているしかない』とのことで診察はなくなりました」

「……はぁ」こんな形で脚の治療に決着がつこうとは。とりあえず、タイツを買いに病院内のコンビニに連れてってもらおっと。コンビニに行くのはあの入院当日のおにぎりのとき以来です。

僕のふくらはぎの状態は、筋内血腫というものらしかった。病名をネットで調べてみると今まで説明を受けていた症状と病名は合致していたし、説明の内容と自分の痛みや違和感の感じ方もかけ離れたものではない。お医者さんはすごい。

タイツを買って部屋に戻ると、期待大で早速履いてみた。ただ締め付けるだけの随分アナログな手法だが、この圧によってパンパンに腫れ上がったふくらはぎの血のコブたちがギュンギュン周りに吸収されていくのだ。履くだけで痩せる。素材は真っ白のガーゼみたいな感じで、スネ毛がビッチリ押し付けられているのが、生地のすき間から見える。ゾッとするほど気持ち悪い。

こんなんルイ14世やん！　アイツめっちゃダサイやん。

～ 医療用タイツの指先に施されたナゾ ～

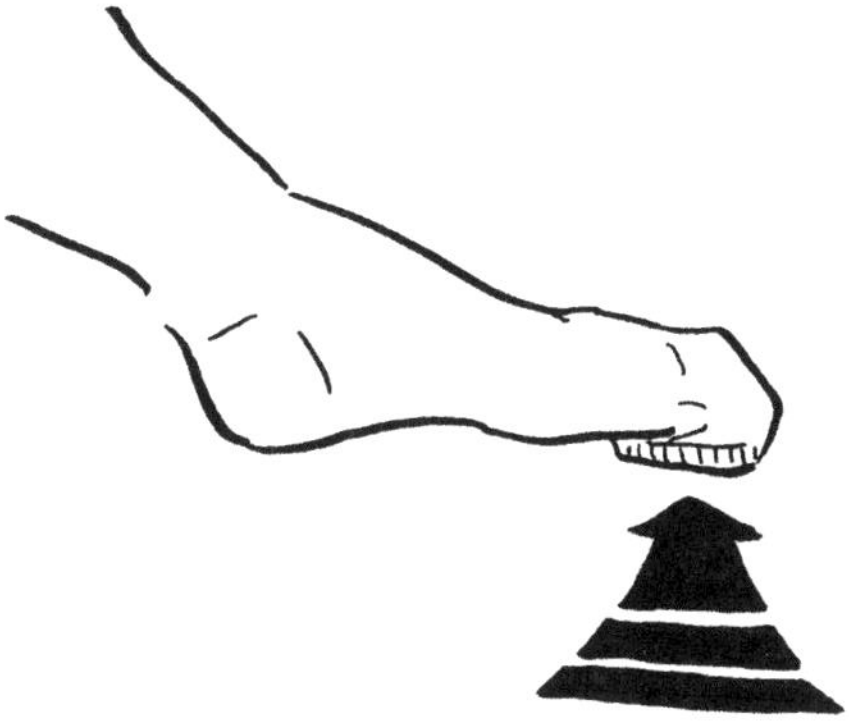

矢印の部分は穴が作られています。使い方はわかりません。
たまにつま先を出してみたり、右と左の穴同士をくっつけてみたりしてます。多分、違ってます。

第48日目　新　お見舞われる

午後、Tくんが来てくれました。Tくんは高校時代の友達。会うのはかなり久しぶり。久しぶりって言っても、いっつも一緒に帰ってたし、高速で動かすベロを携帯でアップで撮影して笑ってたし、しょっちゅうドライブとかしてましたんで、まぁ会えば洪水のように話は盛り上がります。そんなTくんもいまや結婚して子供もできて、時代は移ろっています。

そしてよく、扇風機だらけのご実家にも泊まらせていただいてまして、そのときTくんの父にも勝手にめちゃくちゃ笑わせてもらっていたんですが、そのお父さんも数年前に血液のガンを患ったという話を聞いた。

もうすっごい嫌だ。悲しい。人の病気の話。ツラい。やっぱ知り合いが病気になったってほうが、自分が病気になるより、どこか精神的にキツい部分がある。

でも、Tくんのお父さんは治療もうまくいき、現在は働いてもいるらしい。よかった。僕ももし治ったら、ちゃんと就職できるかなぁ。

第２コース

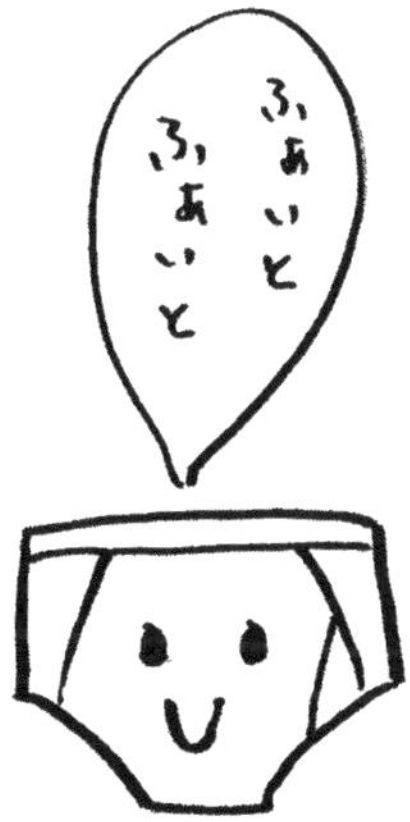

第49日目① 男を試す 男があがる

今日から化学療法第2コース地固め療法がスタートします。今回はキロサイドを、1日2回。各3時間ずつ。そして、吐き気止めにセロトーン※。副作用予防にサクシゾン※※。やや強めで薬を使っていくのは、先日白血病細胞に関して「決して簡単なレベルではない」と説明を受けていたとおりのこと。お任せします。50%で治してください。頑張ります。

今回は第1コースと違い「抗がん剤で結膜炎になりやすいので、目薬の使用をお願いします」ということで、目薬フルメトロン※※※が追加。

チョロいね。その程度。どんどんお願いしてくれて結構。6時、14時、22時、たった3回?いや、もっとやっちゃうよ? と妙なヤル気を抱く。

いや、そんな得意になるほど難易度高いことじゃないけどさ。久々に人に頼まれごとをされたのが嬉しかったのと、自分にやることができた嬉しさ。なんともお恥ずかしいですが、こんなことでも少し嬉しい。まあ、とにかく人として物足りなさは感じますが、目薬に対しとても張り切っていました。

6時起床。ワクワクしながら目薬のフィルムをはがし、両目に一滴ずつ。なるほど~。なんだかジンワリと目に染み渡る。コイツが結膜炎なるものから守ってくれるのか。一人スケジュールをこなした達成感から、気分良く目薬の使用感を堪能していると、両目にさした目薬

※セロトーン:(一般名アザセトロン塩酸塩)制吐剤。抗悪性腫瘍剤(シスプラチン等)投与に伴う消化器症状(悪心,嘔吐)を緩和する。
※※サクシゾン:(一般名ヒドロコルチゾンコハク酸エステルナトリウム注射剤)抗炎症作用、抗アレルギー作用、抗体産生抑制作用、抗ショック作用、心機能促進、末梢血管拡張作用、ライソゾーム膜安定作用、乳酸の蓄積防止、副腎皮質機能不全の補償ほか
※※※フルメトロン:(一般名フルオロメトロン)抗炎症ステロイド水性懸濁点眼剤

が、眼球の裏を通り、鼻、そして口へと落ちてきた。

「うげぇ」

そう。そのときまで、妙なヤル気が自分をおとしめることになることを僕は忘れていたのである。


にっ……げぇ……っ！


この目薬、とんでもなく苦い。なんだこれ。両目に落とした2滴内の何分の1が口に落ちてきたのかわからないが、めちゃくちゃ苦い。とんでもない破壊力。あまりの苦さに、少し気持ち悪くなってしまった。

コレを続けるのか。日に3回も？　無理だ。1回だけで、はっきりとわかる。もうやりたくない。罰ゲームレベル。次は14時。それまでに目薬が口まで落ちてこないやり方をネットで調べよう。さてさて、探してみると有力な情報は見つかるものである。
①点眼させてから、目をパチパチさせないこと
②滴下後、目頭を1～2分押さえること
たったふたつ。とりあえずやってみるしかない。激苦地獄。くっそぅ、男を試されるぜ。

男を試すという名目で、目薬の点眼方法を探しがてら、なんとなくそのまま午前中はエロ動画を見続けてしまったぜ。ネットの中に潜むエロいワードとリンク先は、まるで渦潮のように

僕を捕まえ、グルグルと深みにはめてしまう作用があるぜ。そう簡単に抜け出せないぜ。でも、逆に抜け出さなかったオレは男をあげたとも言えるぜ。最近、第1コースの抗がん剤も落ち着いたのか、前までなんだかぐったりしていた僕のオトコにも、少しハリが戻ってきたと感じていたところだったんだぜ。

目薬なんかへっちゃらだぜ。

そう！　オレは男じゃない。こっちのほうの漢《おとこ》だぜ。

14時。本日2回目の目薬。今度は、ネットで調べた方法が実際に効くかと言うワクワク。目薬を落とし、目をじっと閉じる。顔もなんとなく上向きキープのまま目頭を押さえ、時間を計る……。あ。目閉じてるから時計が見れない。

仕方なく、自分の中で秒数を数える。ゴロンと仰向けで寝転んで……59秒……60秒……。

2分はなげぇな。ちょっとだるいので、開眼！

……。　ちょっとにげぇー！

気持ち悪い。朝よりは比べ物にならないくらい楽にはなりました。でも、22時やりたくねぇ。

第49日目②　およそ、他意アリ

夕方に両親が来たので、今日から第2コースがスタートしたこと、脚のタイツのこと、目薬のことを説明した。母が、つながれた2つの点滴を見て「この黄色い点滴は?」と言うので、「これは、ふくらはぎ用に止血剤が入った点滴」と伝えた。

前にも教えたような気はしたが、毎日見てるわけでもないから忘れてしまってもしょうがないだろう。「で、コッチの透明なほうは?」と父が聞くので「コッチは抗がん剤が入ってるほう」と伝えた。

本日最初に教えたような気はしたが、忘れてしまうこともあるだろう。まぁしょうがない。父は、「ほおか、ほおか」と、どこか上の空的な。ぼんやり笑いながら適当に返事をしていた。別にここまでは良かった。

現在つながれている抗がん剤が空になった。1回3時間で14時とか15時につなげた抗がん剤だったので、両親がいるあいだにちょうど空になったのだった。そこへ、看護師Kさんがやってきた。

コンコン。

「失礼しまーす。抗がん剤は終了してますね。じゃあ外します」

「はい」

僕が返事をして、看護師Kさんが点滴を外す。それだけのこと。

ただ今日は少しばかり様子が違った。

そこに、難しい表情を浮かべ、点滴を見比べていた父が、割って入ってきたからだ。

「これは、両方ともナトリウムとか入っとるものは同じだけど、どうなっとるのかねぇ？」

オヤ？　オヤオヤオヤ？　やお、やお親オヤ？

どうなっとるも、さっき説明しましたよね、僕。この2種類の違いを。それも、2分前の話ですよ。なんかニヤニヤしながら、「ほおか」とおっしゃられてたじゃないですか。

「はい。こっちは抗がん剤が入ってまして、黄色い方は止血剤が入ってます」

そら、そだろ。さっき僕が説明したとおりです。え？　気まず。結構丁寧に説明したのに、オレの言うこと全く信用されてないやん。説明しつくした僕を目の前にして違う人に説明を求めるとは僕に対するなんたる辱め、って心の声も湧きますがもっと嫌な想像が頭をかすめる。

「俺が行く病院なんか年寄りの看護師ばっかだけどよぉ。ここは若い子が多いでえぇなぁ」

このセリフが、完全なる伏線になっているのではないかということ。

だっておかしいもん。聞く必要ないんだもん。さっき説明したのとおんなじことなんだから。2分前に僕から聞いたこと質問する？

他意あり中のありでしょ。しかも質問の仕方も材料表示からナトリウムなどという言葉を抜き出し、知識人感を出して男前を演出する感じ。今思えば、今日は来たときから、看護師としゃべるぞと決意していたようにも思える。

「ほおか、ほおか」と言ったときの、あの上の空感。あの気の抜けた笑顔は、僕の治療がどうこうとかよりは、今日は看護師さんとしゃべるぞぉということを想像し、表情として表に出てきてしまった幸福感と考えれば説明がつくのだ。そして、時は訪れた。

父は、点滴について知らないていを装い「息子の白血病」「抗がん剤」「ナトリウム」そして「女性看護師」というアイテムを使い、決意を実らせたのだ。

一体その固い決意は、家族を前に実らせる必要があったのかね。

僕は今日も絶句するだけだったが、こういうときいつも僕と同じように沈黙している母は一体どういう気持ちでいるんだろう。

母がもし日記を書いていたら、今日の分を是非読んでみたいところだ。

検査項目	結果	正常値
白血球	4.0	3.3-8.6
赤血球	2.68 ▼	4.35-5.55
血色素量	8.0 ▼	13.7-16.8
血小板	31.3	15.8-34.8
CRP	0.4 ▲	0.3 以下

CRPがだいぶ下がってきたので、抗生剤のグレースビットがなくなりました。キャホホ〜イ！（第52日目）

第53日目　コカでハイ

おはようございます。第2コース抗がん剤最終日。今日は朝から調子が普通。それだけでずいぶん心が晴れやかであります。

今日も朝イチで目薬。ヤだなぁ……。

よし。ここは昨日同様、目薬を見送ってみよう。朝の看護師さんには「今朝の薬と目薬はやりましたか?」と問われ「ハイ」と普通にウソをついた。

悪意があってウソをついたわけじゃないんだ。

それは、花が咲くように。風が吹くように。太陽が昇るように。当然のようにウソを。少し、清々しい笑みを浮かべ。少し、大きなハッキリとした声で。

だからこのウソはとっても素敵なウソ。キスが時としてキッスと言われるように、今回のウソは素敵なのでウッソと言ってもよい。

体調の良さから、あまりに気分がいい。10時頃、コカ・コーラをいただく。ただでさえペットボトルの開けたては炭酸が強いが、久しぶりの炭酸ということによけい喉がピリつく。僕の心と喉は、この軽やかな刺激の奴隷だ。脳はカリフォルニアのビーチ。

母からもメールが届いていたので「今日はコーラが飲めるほど体調が楽だ」と、絵文字のひとつも付けてしまいそうなぐらいの絶好調で返事を返す始末。

その後スケジュール通り、本日1回目の抗がん剤を終えた頃、状況は一変した。

ここは、病院。僕は病人。

き、き、きもちわるい……

脳の中でもカリフォルニアからエコノミークラスで強制送還。とてもコカ(コーラ)がいけるようなテンションではない。笑顔は失われた。

そんな僕のもとに母からメールが届いた。

「よかったね」

DO・CHIKUSHOW!!

さっきの絶好調メールへの返事だった。いまや事情が違うのだ。僕は完全に無視した。

第56日目　ショボボ〜ン、ショボボボボ〜ン

目ぇ痛ッ！

開けてられない。しょぼしょぼしちゃって目が開かない。電光がキツい。テレビもPCも見てらんない。部屋は真っ暗にして、間接照明だけにした。薄目にしてても、10秒も開いてらんない。正直、コレ書くのも大変。字ぃ書いてても、1行書ききれない。目ぇ閉じちゃって。究極のドライアイといった感じ。

もしかして、先日終了した結膜炎予防の激苦目薬を、僕がズルしたことが影響したのかと不安になったが、先生は「何でしょう。今は、目に影響が出る時期じゃないんですが……」ってことでした。

そうですか、そうですか。よかった、よかった。

いやよかない。よかないけども、良かった。原因不明の痛みはよかないが、僕のウソが怒ら

れなければ良い。人間とゆう生き物は、基本的に怒られなきゃ、良しだ。

一応、１日４回使える目を潤す用の目薬をもらったので、それで目の痛みがなんとかなりますように。

第57日目①　はじっこ狩り

目、いたあ。目薬して寝たら治っていた。なんて状況を期待しておりましたが、ダメでした。やっぱり光源が強いと目が痛いので、今日も間接照明のみで過ごします。ＰＣとテレビは点けてもあんまり見れないですが、寂しいので点けています。

だからといって、一日中、目を閉じ座禅を組み、宇宙に自我を解放したり、地球と一体になるといった、自分の第六感を覚醒させようとする精神世界の修行をおこなっているわけにもいきません。ここはひとつ、前から気になっていた爪を切ることに。

爪切りは刃物なので、我々、白血病患者に携帯は認められておりません。なので爪切りは借りる。それが患者のルール。

「けっこう、切れ味が鋭いので気をつけてくださいね」

看護師Ｂさんが爪切りを届けてくれた。

左手…右手…右足…左…ひ…ひ…ひだ…。

ぐぅぅぅああああああ～

目、目、目がー。目が限界。ショボショボする～

だいぶ頑張って継続的に目を開いていたが、ちょっともう開かない。しょぼしょぼしちゃって。でも、あと少しで爪切りは終わる。こんな半端じゃ終われない。全指やらないと気がすまない。手だけ、足だけ、右だけ、左だけとかは、ダメ。同じタイミングで全指やらなきゃ、気持ち悪ぃ。

１回ずらしたら最後。明日以降、爪の長さに差が出てしまい、僕の体はチグハグになってしまう。真っ直ぐ歩けないかもしれない。だから、あと少しだけ。

少し目を休ませ、そろそろいけるか。

今から切るのは左足の親指の人差し指側の端っこ。あの臭いやつが溜まりがちの端っこ。いや、ここは〝恥っこ〟とでも呼ばせてもらおうじゃないか。そんな悪の溜まり場、恥じっこを今から排除しようというのだ。なるべく深めに攻めたいところだ。でも、全然目があかねぇー。

爪切りの刃を入れ込むところからカットするまでのわずか何秒間が無理。目が痛くて閉じてしまう。

どうする？　深めにいきたい。でも、見えない。見えてないが……なんか、いける？　だいじょうぶ？　何回切ってきたと思ってる。体が覚えてらぁ。スラムダンクの流川だって言ってた。目を閉じてフリースロー成功してた。だってラン＆ガン、めっちゃかっこええやんけ。

爪切りはオフェンス8にディフェンス2。

まだまだラン&ガンなんて呼べる代物ちゃうけど、とりあえず楽しそうにやっとるわ……。

さぁ、いくぞ、北野さん。できるだけ目を開いて爪切りをセッティングしたら……。

イィィッつけぇ〜!!

パチンッ
「いてー」

皮膚切ってもた〜。そら、あない無茶苦茶に爪切ったらオフェンスファウルに決まっとるやろが! 傷は軽いが、血が滲んでいる。この血小板がぐんぐん下がる時期に、臭さの温床である、こんな不潔な部分に傷口を。困難は重なる。困難は困難が原因で生まれる。困難の連鎖。

エースキラーも人の子か〜。

せっかく爪切りを貸してくれたのに、その人に「借りた爪切りで、皮膚を切りました」と報告しなければいけないこの申し訳なさ。「けっこう、切れ味が鋭いので気をつけてくださいね」の忠告は、皮膚を切っちゃうってボケに対するフリじゃないんだよ。もう。

それでも看護師Bさんは「あぁ、大変」と言って、優しく処置してくれました。

すいませんでした。この切り傷には南龍生堂の軟膏※が効きますかね。

※南龍生堂の軟膏:『SLAM DUNK』(井上雄彦著、集英社/週刊少年ジャンプ)より

様々な困難が、次々と身に降り掛かる入院生活。しかし、そんな困難さえも、揺らぐことさえできない絶対的なモノがある。すべてを超越する欲望の王様。性欲である。

個室とはいえ、病院なので普段はデリカシーの鎧をまとっている。この鎧はモラルという素材で出来ていて外からの刺激にとても強い。だが、どうだろう。内側の刺激に対しては。仮に鎧より固いものが内側から数倍に膨らみ上がったら、鎧は無事でいられるであろうか。

否。遂に鎧の股間部分からピキピキと亀裂が入ったのである。その亀裂から姿を現したのは、まるで幻獣ユニコーン。誇り高き神秘的な出で立ちに、おそらく世の人間たちは目を背けるだろう。

お久しぶりです。ユニコーンさん。お元気でしたか？　いや、ずっとお元気ではなかったですね。入院以来ぶりですもんね。入院前も体調おかしくてどうだったかよく覚えてないです。でも、今日はどうしたんですか。すっごい元気ですね。元気なユニコーンさんは久しぶりですよ。それになんかしばらく会ってないあいだに、なんだかひとまわり大きくなられましたなぁ。え？　あぁ、そうゆうものなんですか。

しばらくぶりのユニコーンは、強度、ボリューム共に、ひときわ仕上がりが高まる。

なるほど。うん、うん。

ちょっと前まではトキみたいでしたけど、いまはケンシロウを通り越して、ラオウみたいですよ。※これはもうめでたいです。富士や日の出のように、これ自体が妙にめでたい。

開けてられない瞳を、何度も何度もパチクリさせネットで満足いく動画を探しました。そし

※『北斗の拳』より

て何十日ぶりということもあり、ティッシュが追いつかないというか。いやはやお恥ずかしい。

結局、5年後に生きている可能性が50％だからって、そんなもん関係ない。死と対面したからって聖者になるわけじゃない。抗がん剤を経験した精液からは、すごい薬のにおいがしていた。

夜になると、目がもう本当限界。涙に似た成分と言われ渡された目薬も、看護師さんに報告したうえで、決められた量の1日4回から無制限に使わせてもらうことにしました。眼球ジャブジャブに。そして消灯。

眠れません。最近毎日。そして気がついた。口腔内。口の乾き方がスゴイ！　唾液が乾き、ベロが口の横側にピタリとくっついてしまう。寝付けないあいだに550mlのミネラルウォーターが2本カラになった。そうゆうことか。顔面全体が乾ききっている。目も口も。水をたくさん飲もう。点滴も外れてるし、下痢もあるし、水をたくさん。そうすれば、顔面粘膜系も少しは楽になるのかも。

第58日目　ビッグファイヴ・スモールテンヌ

まだ目が開かない。とにかく目薬で、目をジャブジャブジャブにしてます。

毎朝、看護師さんに前日の便の回数を聞かれる。真剣に数えるのもめんどくさいので、毎日だいたいで答えている。いまで言えば、下痢なので大を多めに。

「大5、小10」といった具合だ。すると、回数的に「下痢ですか？」となる。「はい」と答える。「水みたいですか？」と聞かれる。

「まぁ水っぽいけど、言うほど水っぽくもないですけどね」

僕は、少し固さのあることをアピールする。

実際、下痢が続けば最後はほぼ水なのだ。「ハイ」と答えればいいのだが、固さをアピールし、少しカッコつけてしまう。全然カッコ良くないけど、なんだろうこの水っぽさを認めない意地みたいなやつ。

「俺ぜんぜんテレビ見ないんだよねぇ」とか「俺酔ってないし」といった類いのやつと似ている。それが病人の僕になると「オレの便、まだ固さ残ってますけど」になる。

なんだこれは！　一体どこがカッコいいというのだ。どっちでもいいじゃないか！　でも、なぜか固い方に寄せたがる自分がいる。ただし、固ければ良いというわけではない。固すぎず、軟らかすぎず。常にベスト。僕の中に、ちょうど良い固さの便を出し続ける男と思われたい潜在意識があるというのか。

夕方、水と割り箸がないことに気づく。こういう消耗品は、親がお見舞いに来てくれるときに頼むようにしているが、今回は消耗の目測が甘かった。こんなことでナースコールを押すのはほんとに気が引けるので迷惑をかけないよう……アレ？　アレアレ？

目が痛くない。急に。ちょっとした疲れ目くらい。
テレビもPCも見える。ヤッピ。なんか急に一個治っちゃった。

第59日目① チュウシャ禁止!?の巻

56・9kg。また体重は減っている。けどごはんもお菓子も食べてますからね。食欲がないわけじゃない。味覚は鈍いけど、ぜんぜん平気。むしろ楽して痩せて、世の女性たちに嫉妬の目を向けられる存在になったともいえよう。松田聖子、ダブル浅野、中山美穂、安室奈美恵、浜崎あゆみ……彼女らとともに、僕も女性の道しるべとなる時代のリードオフマンになれる日も遠い話ではない。

今日は採血がありました。白血球が0・1、赤血球が2・61。白血球はグンと下がった。0・1なんて〝さも0〟です。

血球が減ってきたこともあり、治療も再開。今日から赤血球の輸血と白血球を増やす注射グランが開始。赤血球の輸血は午前中に終わり、昼食後に注射。グズりたいのが本心ですけど、まぁ無理なので緊張しつつ心を落ち着けてそのときを待ちます。

「失礼しまーす」

銀のトレイに注射を載っけて看護師さんがやってきた。名前と生年月日を確認し、僕に打つ注射を確認。ハイ、針が僕の体に刺さることになりました。

僕はちょうどそのときソファに体育座りみたいにして座っていたので「移動しましょうか?」と聞くと、看護師さんは注射を持ったまま「そのままで大丈夫ですよ」と言って打とうとしてきた。


うそう?


そりゃ医療の知識もありません。注射の知識もありません。ですが、こんな不安定な格好でいいんですか?

「本当に、大丈夫? 全然ベッドの方に行くし。あ、テーブル使う?」

「大丈夫ですよ」


いや、ダイジョブじゃやねぇ!

こえぇ。このかっこうの注射はこえぇ

即答で来たけど、本当は、ソッチへの気遣いというより、我が身を案ずるコッチの事情から生じた質問なんだよ。「(きみは)これで大丈夫?」じゃないんだよ?「(僕は)これで大丈夫?」のスタンスだよ?

心の中では全く受け入れ体勢はできていなかったが、こんだけ言ってるんだから、もう大丈夫なのだ。僕みたいな素人がいちいち口を出すことじゃない。この不安定な姿勢でずれてしまって、針が腕の中で折れてしまうなんて想像はもうやめよう。

看護師さんの姿勢は明らかに低い。タックル直前のレスリングの構えみたいな重心の低さ。

ぜってぇひきいって！

そして僕の腕に覆いかぶさるような姿勢でプスリ。

くぅぅわわぁあああああ

終わったけどさぁ。ぜってぇひきいってぇ……。

第59日目② 18時のふれあい

中小企業診断士の勉強を始めたタイミングで、ちょうど両親が来た。

さ。とくにしゃべることもない……な。と思っていると、よきところで母が父に帰宅の伺いを立てた。

「じゃあ、帰ろうか」

ところが、父がはっきりしない態度をするばかりでなかなか動こうとしない。

？？？　なんだろう。なんの時間だ、これは。

父は動きもしないが、とくに話題を切り出すわけでもない。僕も喋ることはとっくにないし、母も特になさそうだ。

「じゃあそろそろ帰ろっか」

再び母が問う。それでも父は返事をするでもなく、なにやらグズグズしている。

えー？　なになに？　この時間。

ほんとに珍妙な時間が流れている。その後も母は何度か同じように「帰ろうか」と父に尋ねるが、父は大した意思表示をするわけでもなく、かといって動き始める様子もない。まさか、もうすぐ18時。18時といえば、夕食の時間。夕食を運んでくれるのは看護師さん。ということは。看護師さん待ちなのか！　この部屋に来る看護師さん目当てに現代人が忘れかけていると言われている〃ふれあい〃を求めようとしているのか！

この理由であれば母に何度「帰ろっか」と言われたところで返事ができるわけもない。父は愛に正直な人だから。

でももうほんと早く帰ってほしい。恥ずかしい。我が病室に純愛を持ち込まないでほしい。だがそう望み通りにいかないのが現実である。

どんなに偉い科学者でも時間をコントロールできた試しはまだない。アインシュタインだってホーキング博士だってそうだ。僕がどんなに願っても18時にはなってしまう。

「失礼しまーす」

看護師さんが来ちゃいました。のんきに夕飯など持って。

「夕飯おいときますね」

キャスター付きのテーブルにトレイを置いた看護師さんに、父は患者の親という威厳を存分に出し、この個室の代表者であるかのように「ありがとうございます」と返事をした。

僕はなんだか見てられなくって下を向いていたが、いったいどんな顔をして返事をしたのだろう。まぁ、返事の仕方からするとユーモラスというよりは、二枚目風の鋭い表情だったと予想される。

そして、夕飯が届くと身支度を始め、すぐ帰っていった。ほんとすぐ。今までのグズりは何だったんだろうというぐらい、ほんとすぐ帰っていった。このさき、見舞いにくるたび夕飯の時間まで粘られるのだろうか。見舞われるのも大変である。

検査項目	結果	正常値
白血球	0.1 ▼	3.3-8.6
赤血球	2.61 ▼	4.35-5.55
血色素量	7.9 ▼	13.7-16.8
血小板	4.5 ▼	15.8-34.8
CRP	0.3>	0.3 以下

こんなのどうでもいいです。そろそろ看護師さんが来てしまいます。（第59日目）

第63日目　熱血パワーは勇気の証

食べ物を飲み込むと食道に異物感が出てきた。からだー。がんばれー。いいけっきゅうをつくれ〜。

という願いとは裏腹に、今日の採血結果は白血球が0・2。こりゃダメだ。数的不利。闘いようがない。期待するのは酷である。

白血球たちの中から、「ちっくしょう、この人数で一体どうすりゃいいんだよ！」という声が聞こえてきそうである。

「じゃあ、黙って見てようってのか。オイラはそんなの反対だぜ」という声も聞こえてきそうである。

「はっはっは。あなただったらそう言うと思いましたよ」という声も。彼らの背負った十字架は重い。

「ふざけんなよ。オレは無駄死にだけはごめんだぜ」

「まぁまぁ、そう焦らないでください。私は『そう言うと思った』と言っただけで、賛成だと言ったわけじゃありませんから」

「あら、それはどうゆうことなのかしら？」

「結局は指をくわえたままこの状況を見過ごせってことだろ。ちっくしょー。オイラはそんなの我慢ならねぇ。一人でだって乗り込んでいって、メッタメタの

検査項目	結果	正常値
白血球	0.2 ▼	3.3-8.6
赤血球	2.72 ▼	4.35-5.55
血色素量	8.2 ▼	13.7-16.8
血小板	1.8 ▼	15.8-34.8
CRP	5.3 ▲	0.3 以下

CRPが少し多めですね。血小板も少ないです。輸血が必要です。これじゃあまるで病気です。
（第63日目）

ギッタンギッタンに……」

「だから、そう慌てないでくださいって。私にいい考えがあるんです。実はですね……ごにょごにょ、だからして……ごにょごにょごにょ……」

「そ、それならいけるわ」

「こりゃいいや。やっぱりオメェはスゴい奴だぜ」

「ペポパポピ。サスガ　デス」

「ね！　これなら大丈夫そうじゃありませんか？」

「ま、まぁ……やれそうっちゃ、やれそうな……」

「ふふ。素直じゃないんだから」

「ペポパポ　スナオ　ジャナイ。スナオ　ジャナイ」

「う、うつるせー。ヤルんだったら、さ、さっさと準備しやがれってんだ」

「さ、これで決まりですね」

「よっしゃー！　もうアイツらの好きにはさせねぇぜ。食らってみやがれってんだ。オイラたちの熱血パワー。みんないくぜー」

「Ｇｏ白血球Ｇｏ～!!」

という声も聞こえてきそうである。

さぁ、頼みますよ、みなさん。

昼食後の熱が38・5℃。解熱剤を飲んだ。さすがにしんどくて少し眠ることにした。今日は

～ 僕の中で戦っている白血球たち ～

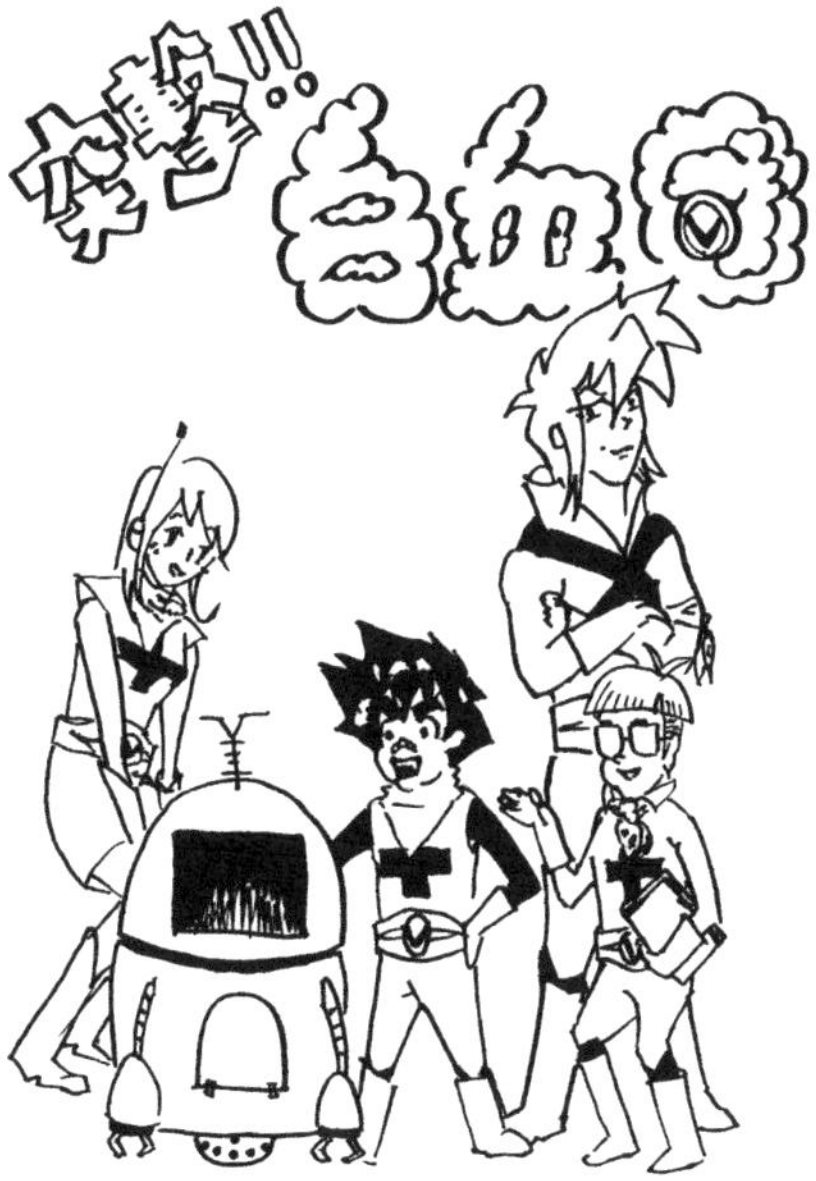

「いや、オイラたちも頑張るけど、お前の方でも多少は頑張ってくれよな」
と言う声も聞こえてきそうである。

金曜日。目が覚めると17時頃。全然勉強できてないから急いでやらないと。

さ、23時。歯磨きして寝ましょう。昨日から歯磨き粉の辛みとメントールの刺激に我慢できなくなっている。味覚障害が起きているくせに、口の中が刺激にめちゃくちゃ敏感だ。

昨日まではヒーヒー言いながら休み休み歯磨きをしていたが、さすがに歯磨き粉はもう耐えきれなくなって、今日はOKをもらい、水で磨いています。それでも、ブラシが歯茎に当たるだけで身体が硬直するほど痛くて痛くてしょうがないです。

検査項目	結果	正常値
白血球	0.2 ▼	3.3-8.6
赤血球	2.35 ▼	4.35-5.55
血色素量	7.0 ▼	13.7-16.8
血小板	3.6 ▼	15.8-34.8
CRP	9.0 ▲	0.3 以下

一旦、歯を捨てたい。(第66日目)

第67日目　ファイア・イン・マウス

あれれ。どうしたことでしょう。左の顔面が腫れ上がっているではありませんか。エラ部分と上唇。まるで高山善廣選手。原因はやはり、菌でしょう。

外見の変化もありますけど、やっぱり口腔内はめちゃくちゃです。

口内炎。特に左上唇の内っかわにできている2つの口内炎がほんとにひどい。そのせいで、唇の形が変形してしまっている。あとベロに5つ。

ベロに5つて！

表に3。裏に2。

表に3、裏に2て、張り込みしてる刑事の数か！

想像もしなかった数。事実は小説よりも奇なり。一応、ロキソニンで痛み止めと麻酔入りのうがい薬を使わせてもらっていますが、楽にはならず食事は諦めてます。

あと歯茎は上下ともに菌の影響でムズムズ腫れぼったい状況。ところどころ血の味がしてます。と、まぁ、ここまでが普通のとき。やっぱりイカついのは、歯みがき。

運動場で転ぶと、擦りむいたところが砂だらけになっている状況ありますでしょう。傷口に砂がついちゃってる状況。その傷口を歯ブラシで丁寧にブラッシングして清潔にしていく感じです。地獄です。

そこで行き着いた歯みがきの方法が〝よだれ垂れ流し歯みがき法〟であります。

これは、口を閉じず歯ブラシをユルく咥えたままにしてブラッシングする磨き方で、一定量の唾液を確保し上手に使うエコ目線な歯みがき法のことであります。

まず人体の不思議。口を開けたまま歯みがきをすると、不思議なほど唾液が溢れ出ます。それがこの歯みがき法の根幹であります。

ここで大事なのは、これでもかという程の唾液が溢れてきますが、決して吐き捨ててはいけないというところ。勝手に開けた口から垂れ落ちるのを楽しみ、自分は源泉掛け流しの温泉になったと思うことがコツです。すると、唾液を流すことにも義務感を覚え出し、溢れ出る量にもプライドを持てるようになります。唾液を洗面台にダラダラと垂らしながら歯みがきをするところに、アートを感じてください。

そして、その大量の唾液がローションとなり、口の滑りに抜群の効果を発揮するのです。しっかり歯みがきも出来、清潔も保てる。これが、僕の辿り着いた答えです。

「そんな歯みがきの仕方、少し下品だわ」なんて思う、レディも居るかもしれません。でも大丈夫。これは僕みたいな凡俗な人間の発想ではありません。始祖はウチの父です。

検査項目	結果	正常値
白血球	0.5 ▼	3.3-8.6
赤血球	2.54 ▼	4.35-5.55
血色素量	7.7 ▼	13.7-16.8
血小板	3.6 ▼	15.8-34.8
CRP	8.0 ▲	0.3 以下

白血球の値が0.3増えただけでも感覚として、良好になっているのがわかります。CRPも少し減りました。（第68日目）

第69日目　YAZAWA

最近幸せな時間がある。それは起床後の読書の時間。朝食までの1時間強ほどの時間だが、朝の清々しさも相まってとても気持ちがいい。それに、早朝の時間を読書に割いている自分にインテリを感じており、そこも幸福度を増長させる要因にある。

僕はいま矢沢永吉の『アーユーハッピー』※を読んでいる。友人Oくんがお見舞いに持ってきてくれた品である。こちらとしては「いや、全然ハッピーではないよ」と言いたくなるやつである。

矢沢世代ではないが、矢沢は好きです。人間らしい人間だから。人として相手を尊敬し、人として自分にプライドを持っている。野性的ではなく、やることに自分の中でちゃんと理由がつけられる。感情的にも。そうゆう人だし、文句を言えないくらい活躍している。魅力的でないはずがないです。

オレは思うね。

別にファンじゃない？　いいよそれで。でも読めばわかる。知ればわかる。

矢沢はスゴいって。ヒトくさいヒトなんだって。

読みたくなきゃ、読まなくたっていい。

強要することじゃない。でも、読めばわかる。

コレが矢沢なんだって。矢沢だけが唯一の矢沢なんだって。そうゆうこと。

ヨロシク。

検査項目	結果		正常値
白血球	0.7	▼	3.3-8.6
赤血球	2.72	▼	4.35-5.55
血色素量	7.9	▼	13.7-16.8
血小板	5.0	▼	15.8-34.8
CRP	1.1	▲	0.3 以下

グラン・輸血・ロックンロール。
（第70日目）

※『アー・ユー・ハッピー？』（矢沢永吉著／角川文庫）

夜。23時17分。勉強を終了して、テレビを点けた。

……え？　熊本…地震…？

震度7。熊本で大地震。僕の知らないところで大変な災害が起こっていた。

第73日目　今日か明日ですと？

グランを止めて初の採血。白血球は0・7。前回が0・9なので減っていた。少し不安です。その後、看護師長だかなんだかの人が来た。

「今日か明日、大部屋に移動しましょうか」

どえらい、急だなも！

一応、こういった話が出たということは、やはり採血結果は良かったものと考えられる。ただ、この看護

検査項目	結果	正常値
白血球	0.7 ▼	3.3-8.6
赤血球	2.72 ▼	4.35-5.55
血色素量	7.9 ▼	13.7-16.8
血小板	5.0 ▼	15.8-34.8
CRP	1.1 ▲	0.3 以下

だいぶ少ないけど、これくらいあれば大部屋に入っても大丈夫なようです。上がってくるのも見越してのことだと思います。（第73日目）

師長的な人との会話のやり取りにはイラッとした。

「個室を使い続けると個室の料金がかかるので、大部屋がいいですか？」

部屋の希望を聞いてきているようだ。僕は答えた。

「個室料金がかかってまで個室にこだわるわけではないので、大部屋でいいです」

ところが彼女は再び「大部屋がいいですか？」と聞いてきた。

僕は「大部屋でいいです」と答えた。

「じゃあ、個室の方がいいですか？」と言ってきた。

は？　なにこの小難しいやり取り。

「そりゃ、個室の方がいいですけど、料金がかかるなら大部屋でいいです。そうゆうことです」

多少声を荒げながら返事をして、僕は大部屋行きが決まった。

「大部屋がいい」と「大部屋でいい」では意味が全然ちがう。「大部屋がいい」になったら、もうオレの意思じゃないよ。

想像ですが、嫌な患者がイチャモンをつけた過去があり、患者の意思をハッキリさせようとする意図があったんでしょう。でも、僕の中で、大部屋は希望してはいないのだ。条件次第では大部屋でもやむを得ないということなのだ。人の歴史は争いの歴史でもある。

第74日目①　主

血液内科の大部屋に空きがないため、別の病棟へ移動となった。12階。こ、これは。嘘であれ。ゴクリ……。帰りてぇー。

古い、暗い。怖い、古くて暗い病院は怖い！　そういえば6階はリフォームしてあったから血液内科は明るく綺麗だった。でも、ここの建物自体は古いんだった。なんでさぁ、6階さぁ、空いてないのよー。

案内されたベッドは４人部屋で、いちおう世間的評判の良い窓際だった。だからといって、気持ちは落ち込む一方。どうしよう。どうしようもないけど。嫌なことすべてから目をそらしたら、窓の外しか見るところがなかった。

僕が入室したとき、大部屋には１人だけ先輩が居た。おじいさん。年を取ると、人はうるさい。「あー」とか「よいしょ」とか「おっ」とか、いちいち声が出ている。声を出しているというより、音が漏れているような感じだ。

オナラの回数も凄まじい。尻のバルブがユルユルになってしまっているようで。簡単に出ちゃうし、出たら止まらないらしい。

「ブ～～～、ブ～……ブゥ」

濁った音色が、数秒にわたり病室に鳴り響く。嘘みたいに止まらない。

何の病気の患者さんなんだろう。病院にいる人はみんな体に問題がある。しょうがない。しょうがないけど、そろそろうるせぇ。

僕は今まで過ごしてきた個室を、本当に感謝した。わたし、もうダメそう。ノイローゼになっちゃいそう。

その後、2人のおじさんが入室してきたことで、4人部屋は埋まった。おじいさんたるこの部屋の先輩は、僕を含めた後輩を3人従えて、4人部屋の主《ぬし》となった。主はまるで、我ら若輩に向かい、尻の穴から説法を説くかのように、尻音を垂れ流し続けるのだった。

第74日目②　大部屋にてお見舞われる

14時。やっとクリーンルームを出られた喜びを現実の厳しさが上回り、とにかく心を閉ざしボーっとしていると、高校時代の友人、Tくんが東京からお見舞いにきてくれた。たのしい……。完全にこの状況から救われた。ある種、急性骨髄性白血病よりつらい状況だった。

15時くらいにTくんとほぼ入れ違いで、こちらも高校の友人YくんとHくんが来てくれた。こうして、高校の同級生が集まるのも久しぶり。病人のもとには人が集まります。

YくんとHくんには、大部屋にあたり欲しくなった日用品のおつかいを頼んでしまった。イヤホンとか鏡とか。あと、以前Oくんにお守りをもらって嬉しかったので、お守りも買ってきてもらった。ありがとうございました。

みんなが帰ってしまったあとは歯科に呼ばれ、第2コースの治療中に大いに苦しめられた歯茎のチェックをしてもらった。

「とくに異常はなさそうだなぁ……。うん。綺麗綺麗」

今はな

まるで、僕が大げさに騒いでるかのように歯茎の状態を褒め倒す。問題は、血球が少ないときなんだから。そのときに活かせるアドバイスが欲しい。

『夏草や兵《つわもの》どもが夢の跡』※という句があるじゃないか。苦しんだ過去の僕を、今の僕で判断しないでくれ!

部屋にいると、他の人たちと看護師さんの会話などが聞こえてくる。何となく探っていると、どうやらオペや検査や治療に向けて忙しそうな人ばっかりのようだ。僕は、おおげさな病気だけど、オペなどはない。今に限っては、ただただ血球の回復待ち。時間を過ごすために入院しているといった状態だ。おじさんたちかわいそう。オペとか怖いじゃん。でもおじさんだから「こわい、こわい」言ってられないじゃん。オペ受けることに慣れてる人なんていない。おじさんたちの不安な気持ち。僕はわかってるからね。

※夏草や兵(つわもの)どもが夢の跡:松尾芭蕉の『奥の細道』より

消灯後はテレビにつないだイヤホンから耳栓に付けかえて、自分の睡眠を確保する。それでも、耳に届く音はある。

主だ。

「カ〜ッ、ペッ。ペッ、ペッ。ウッ……ペッ……」と苦しそうに痰を吐きまくっている。

部屋だぞ？　一体どこに吐いている？

主のカーテンの仕切りの中は覗けないし、覗く気もないので、どのように痰を吐き散らかしているのか想像が膨らむ。危険予測。まさか、床に吐き捨ててはいまいな。どうなってるんだろう。こえー。こんな部屋の中で痰を吐き散らかさなきゃいけないってなんの病気だよ。こえーよ、くるしそーよ。

わたくし、先日まで無菌室というところにおりましたが、おじいさんが痰吐きまくってる部屋に居て、大丈夫なのでしょうか？

第75日目　一時退院への想い高まる

今日の採血結果は前回と同じ0・7。Y先生も「この数字では退院は難しいです。1・5くらいは欲しいので、金曜日の採血で様子を見てみましょう」ということになった。

イヤだい！　イヤだい、イヤだい、イヤだい、オイラは退院するんだい！

なんてダダっ子の代表的な言い回しを引用して、自分の願いを唱えてみたって、結局いまは病院の鎖につながれた座敷犬。僕の想いが叶わないことはわかっている。でもさ……。この大部屋で過ごすのが本当にイヤなんです。

夕方頃、またも主が、この大部屋に緊張の糸を張り巡らせた。

「しびんちょうだい、しびん」

しびんー！

ちょうだくないでくれ！

しびんだけは、ちょうだくないでくれ～!!

大部屋全体の空気がピタリ。空気の動きは目に見えるものでもないが、本当に他の人たちも主のセリフに対する病院側の返事に息をのんで聞き耳を立てているのが伝わってきた。

だってそうでしょう。他人のしびんがある暮らしはなかなかに厳しい。

本当に本当に、僕は退院したい。次の採血で絶対に結果を残したい。そして、いつも看護師さんにギリギリな状態を訴える主。大きな声で苦痛を主張する主。こんなにも不調である主ではあるが、朝食後にナースコールを押して「あんぱんかってきて」と言っていたのはなんだったのか。

検査項目	結果	正常値
白血球	0.7 ▼	3.3-8.6
赤血球	2.85 ▼	4.35-5.55
血色素量	8.3 ▼	13.7-16.8
血小板	4.4 ▼	15.8-34.8
CRP	0.7 ▲	0.3 以下

退院の目安は、白血球が1.5。
免疫が少ないと社会は危険。でも、
なかなか増えません。（第75日目）

元気なのか。なんなのか。

第77日目　77日目の悪魔

脚はもうほとんど無害の状態となっていたが、今日の10時半からヨード造影剤CTの検査が予定されていた。……ヨード造影剤CTってなに?

それにしても、あんな軽い気持ちでやったふくらはぎの筋トレがまさかこんな検査にまでつながるとは。万引き主婦しかり、覚せい剤に手を出した大学生しかり、白血病で筋トレしかり。「初めは軽い気持ちだったんです……」「まさかこんなことになるなんて……」。世の中の事件・事故のきっかけは、意外と身近な所にある。

ヨード造影剤CTは、ヨード造影剤を注入するための簡易な点滴注射みたいなものを刺すところから始まった。CTの機械に寝転び、体を固定。一人っきりになったところでスピーカーから声が流れ始めた。

「それでは、ヨード剤をいれていきます。最初ちょっと熱く感じると思います」

う、う、う、うわぁー。新・感・覚!

ジュワーっとノド元から胸にかけて本当に熱い。高アルコールのお酒を飲んだときのよう。流れるヨード剤が熱となり、はっきり体の熱い場所がわかる。腕、指先……。そして一番ビックリしたのが股間、股間近辺である。

おもらしと同じ感覚なのだ。股間が熱くなったと思った瞬間、周囲がじんわり。検査後、急いで手を当て股間を確認してみたが、特に濡れてはいなかった。

世の中には、まだまだ面白い検査があるようです。お漏らしを趣味にして背徳感や高揚感を楽しんでいるが「後片付けがどうもねぇ」なんてお困りの方。ヨード造影剤、オススメです。

僕は機会があればもう一度やってみたいです。

17時。Y先生の登場。さぁ気になるのは採血の結果。

あぁ、神よ。おねがいします！

「今日は……、1・0です」


1・0っ。神っ！　びみょうっ！

私は祈るべき相手を誤ったか、悪魔よ、主が一生しびんを使えなくなる代わりに、私に……。

検査項目	結果	正常値
白血球	1.0 ▼	3.3-8.6
赤血球	2.97 ▼	4.35-5.55
血色素量	8.7 ▼	13.7-16.8
血小板	3.4 ▼	15.8-34.8
CRP	0.4 ▲	0.3 以下

このころは、だいぶ弱っていましたので、少しでも心をリフレッシュできる機会をいただけたことにものすごく感謝いたします。だってねぇ。正常値に比べたらまだまだめちゃくちゃ低いわけですし。温情に感謝です。（第77日目）

「ということで、明日、明後日で外泊はしてもらっていいでしょう」

うわあああああああ神いた～。奇跡おきた～

嬉しい結論を出してくださったY先生、本当にありがとうございます。

第79日目　今日がとても楽しいと明日もきっと楽しくて※

自分のベッドはやっぱりサイクゥー。気持ちいい。昨日今日で一時退院中。

さぁ、今日は中学校時代の友達が連れ出してくれます。迎えは9時。服は迷いましたけど、パジャマで。やっぱりみんな病気の僕に会いにきてくれるわけだから、その期待を裏切ってはいけないと思います。パジャマに坊主にマスク。これができるのは病人の今だけ。「制服が着られるのは高校生のいまだけ」と言う女子高生がいます。私と彼女たちにはほんとに近い感覚があります。

準備完了したところに、Oくんが車で迎えにきてくれました。そのままNくんとKくんを拾い高速道路で山寺へ向かいます。

その前にKくんが「スタバに行こう」と言い出した。ドライブスルーに到着すると、Kくん

※今日がとても楽しいと明日もきっと楽しくて：浜崎あゆみ「Seasons」より

はスタバ歴8年にして、やっと覚えたというメニューを注文した。

「コーヒーフラペチーノ。コーヒー追加クリーム多めで」

コーヒー追加でクリーム多め……。結局バランス一緒！


彼は、「この一点勝負なので冬はツライ」と語っていた。だろうね。

ここまででだいぶ楽しいが、あくまで目的地は山寺。

頼もしい一言を発したKくんだったが、途中からは「あれ？　あれ？」しか言わず高速道路の入り口までも辿り着けなかった。

「ここらの道は任せとけ！」

結局、予定を2時間オーバーし、山寺に到着。さすがは山寺。山の葉は青々と生い茂り近くの渓谷には綺麗な川が流れていた。ここを選んで良かった。

駐車場から参道があって、お寺自体は少し歩いた所にあった。寺社仏閣でお馴染みの、足を踏み外した者を殺そうとする急な階段を上ると、お寺の境内に着いた。僕らは本堂で手を合わせたり、お守りを買ったりした。

せっかく病気の僕とみんなで遠出しているので記念写真を撮ることにした。Oくんが近くにいた登山系おじさんにお願いし、そのまま本堂をバックに4人で並んでポーズも取ったか取らないかのとき。

カシャカシャカシャ……バーストッ！　同じような写真が100枚くらい出来上がりました。正直、おじさんのiPhoneを構えたときのあの不安そうな顔。怪しかったもんなぁ。おじさん、楽しい思い出をありがとうございました。

お昼は近くの川魚料理店へ。僕は、あんまり食べられないので鮎雑炊を。みんなは、鮎セット。鮎の甘露煮、お造り、南蛮漬け×2、フライ、塩焼き、焼き田楽……。

届く料理に「おぉ」「うまそう」や、「まだくる？」「あ、またきた？」「もう、終わり？……あ、きたきた」「あ、もう置く所ないから……、この皿あけちゃうか」「やべぇやん」「めっちゃくるやん」「え、食える？」「ちょっと食って？」など、感嘆が止まらない。それくらいたくさんの鮎たちが、コース料理のように順番に運ばれてくる。すごい旨そうだし、ものすごい豪華だ。

Nくんは、さらに鮎雑炊を追加。一食で8匹の鮎を食べたNくん。大量無差別爆食いフィーバー。鮎界に訪れたエルム街の悪夢。通称〝鮎殺し〟。かたや、他二人だって負けていない。Oくんはごはんを3杯食い潰した。通称〝こめ殺し〟。Kくんも運ばれてくる鮎を見ながら、ビールを煽ってこう言う。「最近あんま食えんくなってきた……」通称〝最近あんまり食えんくなってきた〟。

本当に楽しい時間でした。本当に残念です。20時には病院に戻らないといけないので16時で解散です。

家で準備をして、19時過ぎに病院に着きました。まだ時間があるので、近くのコンビニでホットコーヒーを買って、外のベンチに座る。

「は…は…は…、ふアァッツ！」

あの蓋の穴からでる一口目のコーヒーは恐怖の象徴でしかない。

「……ふぅー」

大部屋帰りたくねぇー

心の叫びが星の光をチラつかせます。

第80日目　∞マジカルバナナ※

なんか血が下がってる。なんで？　だから、明日の退院は無くなりました。次は水曜に採血。結果が良ければ一時退院。どんどん延びていく。僕の場合は、治療中の個室利用料が初診から90日は無料。はみ出た分は実費という説明を受けている。

あ、う、あ、あう……

※マジカルバナナ：1990年代に日本テレビ系「マジカル頭脳パワー!!」で行われていた連想ゲーム

お金のこととなると、心の中でも言葉になりません。延期と言ったらこわい。こわいと言ったら延期。延期と言ったらこわい。こわいと言ったら延期……。マジカルバナナの無限ループ状態。さらに延期がもたらす恐怖は、大部屋生活にも大きな影響を及ぼします。

今日も主は、主である。看護師さんは、主の体の状態を考慮して「もう歩いていいですよ」と主に伝えた。しかし、主は「むりだ。くるまイスがいい」と折れる気配がない。

いやいやいや。おたく昨日の夜、自分でトイレ行ってましたやん。歩きなさいよ。

まさに楽して楽して「気づいたら健康になっていました」というテレビショッピング的な治療術を体現したいタイプのようだ。

「入れ歯したほうがいいよ。形合わなくなっちゃうからね」

「あうからだいじょうぶ」

いまはな！

何も受け付けない。のくせに、頼み事ばっか。メシを完食して、追加で看護師さんにパンを買いにいかせ、それを、入れ歯を使わず歯茎で食べ、タンを吐き、しびんの使用を求める。

検査項目	結果	正常値
白血球	0.8 ▼	3.3-8.6
赤血球	2.75 ▼	4.35-5.55
血色素量	8.0 ▼	13.7-16.8
血小板	3.3 ▼	15.8-34.8
CRP	0.3	0.3 以下

血球数が全体的に下がっていました。網赤血球は9で血が作られている状態ではあるとのこと。どうなるんでしょう。（第80日目）

隣の人は「寝れてないです」と嘆いている。

寝てまーす、この人、寝れてまーす。食後は毎回寝てまーす！　寝すぎで寝れてないだけでーす。夜も僕より早く寝れてまーす！

ツッコミたい。この苦しいモヤモヤをすべて笑いにしたい。でもさ、これツッコんで笑いになるんだったらこんな苦しんでないんだよなぁ。僕が下手にツッコんだりしたら、主にタンを吐きかけられ、入れ歯をはめられ、しびんをぶっかけられてしまう。そして僕は泣いちゃう。

健康への憧れは強まる一方です。

第82日目　▷PLAY

ＴＯＫＹＯ　ＨＥＡＬＴＨ　ＣＬＵＢのＴＳＵＢＡＭＥくんより、ＭＩＸ楽曲をもらった。

ＰＣにイヤホンをつなぐと、僕はいつもより大きな音に設定しプレイボタンをクリックした。

うわ～。心地いい。心に風が吹く。

この風が、僕のベッドのカーテンを揺らすことはないけれど、僕は確かに風を感じた。空気が動いた。そっか。僕は風を求めていたのか。

今日は採血の日でありました。白血球の数は、０・８!!

つざけんな！　ずっと一緒やん。なんだそりゃ。入院生活には、もう疲弊しきってる。絶望を受け止め、完全に開き直りかけたときY先生が。

「今日、明日で白血球を増やす注射を打って、一応明日退院としましょう」

せ、せんせぇ。絶望を受け止めたなんて偉そうなこと言ってスンマセ〜ン。

いいぞいいぞ、せんせ、いいぞいいぞ、せんせ、わ〜。

先生の見立てでは、網赤血球※が16あるので血の回復が見込めるということだった。まぁなんでもいいや。もうありがたい話もありがたくない話も、なにを言われても終始笑顔。

「ビールは一本くらいなら。タバコはやめておいてください」

「はいっ」

先生お世話になりました。あ、まだ一時退院か。

そして今日は病院に内緒で外に出掛けることに決めました。明日から一時退院なんだし、出ても大丈夫でしょ。

昼ごはんをササッと済ませ、12時半。外来フロアのトイレで入院パジャマから洋服に着替え、病院を出発。行き先は、海。港。沖から吹く風を感じに。正直、天気は悪い。それに公共交通機関は人と密集していて菌や感染症の恐怖だって感じる。ドキドキ。でも、今の僕にとっては大部屋も危険。

病院前からバスに乗って地下鉄の駅に。電車を乗り換

検査項目	結果	正常値
白血球	0.8 ▼	3.3-8.6
赤血球	2.94 ▼	4.35-5.55
血色素量	8.5 ▼	13.7-16.8
血小板	4.4 ▼	15.8-34.8
CRP	0.3>	0.3 以下

こんな数字で海まで行ったその根性！頭が下がります！（第82日目）

※網赤血球：成熟赤血球になる１段階前の幼若な赤血球。網赤血球数算定により、骨髄での赤血球造血能を末梢血で間接的に把握できる

え、乗り換え、乗り換え、一時間強。がんばったーひとごみこえー。

小雨が降っていたので、途中のコンビニで傘とビールを買った。10分くらい歩くと、港湾公園的なところへ着いた。海というより、河口付近といった感じ。ど平日の小雨ということで、人は全然居ない。僕は海が見えるベンチに座った。

さてと。もういっちゃいましょう。禁断のプルトップ。プシュ、ゴッゴッゴッ。「うぅ!」

最高!

ノドに刺激が強い。味がおいしくて最高というより、この時間を過ごせていることが最高。体がポカポカして気持ちいいなぁ。

その後、公園をブラブラしてたら、下の前歯が汚いおじさんが写真を撮っていた。

「マスク外してくれたら応募できるんだけどなぁ」

話を聞くと公募用に写真を撮っているとのことだった。

「じゃあ、一緒に撮りましょうよ」と言って、一緒に写真を撮った。港で、病院を抜け出した白血病患者と撮った写真なんて、ストーリー性高いと思います。是非グランプリ獲ってください。

下の前歯が汚いおじさんと一緒の電車に乗ってしまって、だんまりの時間を共有するのも避けたかったので「じゃあ」と言い残し、僕はそそくさとその場を立ち去った。

曇りの港は寒い。結局いまの僕に帰れるのは、あの病室しかない。電車のドアが開き、僕は乗り込む。車両は空いていて、僕はイスに座った。

変えられないものだってある。白血病になったことも、白血病から起きる因果関係も。
あぁ、いろいろあるなぁ、ほんとに。
昨晩、おばあちゃんが亡くなった。
僕は、揺られる電車のなかで、一人泣いた。

第83日目　母方の祖母

午前5時50分、ビニール袋が動く音に起こされる。音は主のほうから聞こえてきていた。もう15分くらい。何してんだろう。こんな早くから。
……シャナシャナ
「……」
……サ、サ……シャナシャナシャナ
「……」
…シャナ…シャッ、ササ
ネレン！

一旦トイレに。病棟共有の足下が尿でびしょびしょになってがちなトイレに行き、再びベッドに戻る。耳を澄ませビニール袋の音を確認する。

「……こ～…す～…こ～…す～…こ～」

いや、寝とる！　シャナシャナから3分くらいで、もう寝とる！

お前は先に寝るな！

だがこんなコミカルな毎日も今日まで。僕は一時退院。じゃあな。妖《あやかし》どもよ。退院の先輩から主にアドバイスしてやるなら一言。

「自分でも元気になる努力しろよナっ」ってとこでしょうか。

両親に車で迎えに来てもらっていて、帰りに葬儀場に寄ってもらい納棺前のおばあちゃんに手を合わせに行かせてもらった。

久しぶりに会いました。顔も一緒。歯もいっぱい残ってた。僕の知っているおばあちゃんのままだった。95才で老衰みたいな感じだったそうです。

小さい頃、僕が母と遊びに行くと一人でソリティアやってた。いつも出してくれる砂糖菓子が大好きで、それを食べながら二人で花札をよくやった。僕はズルばっかした。絶対バレてただろうな。ふふふ。

帰りは「あ、ほなな」と言って外まで見送ってくれた。

「ほな」の前に「あ」が付いて「あ、じゃあね」の意味だが、僕は幼くて言葉のボキャブラリーがなかったので、最後の最後に、なにがアホなんだろうと思っていた。

母にある日聞いてみた。

「なにがアホなの？」

「アホじゃなくて『じゃあね』とか『またね』って意味だよ」

母とおばあちゃんは二人で笑ってた。小さい頃の思い出。

僕は、病気なので人混みには行けません。お葬式もお通夜も行けません。事情もややこしいし。でも、すぐお墓参り行くからね。

あ、ほなな。

第84日目　部屋のドア・心のドア

一時退院、一日目。

今日実家のみんなはおばあちゃんのお葬式に出掛けている。寒いなぁ。結構着込んでるし、暖房も点けてみたが体温は35℃台。少し、外に出て日なたに出た。きもちいい。

夕方ころ家族が帰って来た。家がザワザワするからわかる。玄関から「ただいま」と兄の声が。

「ただいま帰ったよー」

ああ、そうか。一応返事ね。

「おかえりー」

用意してもらった部屋のドアも隔ててるし、結構声を張って返事をする。ここまでは良い。

次、父。

「おい、帰ったぞ」

はい。そうでしょう。

「おーい、帰ったぞー、おーい」

え、2回目？　2回目の返事求められてる？　また？　まぁ無視でいっか。そう思っていると、部屋のドアを開けて「おい帰ったぞ」って、なりました。

そうなっちゃったかぁー。キツいなぁ。自室のドアを急に開けられるストレスに対して、得られるのは父が帰ったという情報……。割にあわねぇ〜。人と暮らすってこんな感じだったか。そして母。

「ただいまー」

なんて元気な家族なのだ。僕はもう疲れてしまったよ。こんどこそ無視で乗り切りたい。

だって、もう何度も返事してるしさ。

「ただいまー。帰ったよー。ただいまー？」

ガチャ。

ドア開いたー！

「お帰り」と返事をすると「食べ物もらってきたよ。あっち置いとくから食べなね」というお知らせ。

いらね〜

なんでそんなに葬式の余り物を持って帰ったことを伝える必要があるのか。むしろ、いまの僕は残り物を食うの恐いわ！

僕と家族にとって、この部屋のドアに求められる価値観は大きく違うようだ。

第87日目　ぼんさんの緊張

夕飯時、とっても恐ろしいことが。

幼稚園児の姪が、僕の髪のないフォルムを見て「坊さん坊さん」と面白くもないイジリ方をしてきて近づいて来たときである。

「ゴホゴホ」

？？？　あ？　いま、咳？


家族は何も言わない。咳じゃないかぁ。ビックリしたぁ。

今の僕は、一時退院中とはいえ抵抗力はかなり低い。すぐに次の治療も始まるし感染症は御法度。子供に注意。咳にも注意。かなりの緊張感が僕を襲う。

「ゴホゴホ、ゴホッ」

次は隣に座っている母が。ウソだろ？　坊さんピンチ！

続いて姪が小さなプラスチックのカップでなにやら飲み始める。なにを飲んでる？　必死に目を凝らすがよく見えない。が「あまい」だの「シロップだから……」だの「僕も飲みたい」だの「あんたは必要ないでしょ」だの、お子様用シロップ風邪薬の可能性がいよいよ高まる。

あーぁ、あーぁ
NA☆MU☆SA☆N☆DA～♪

え、オレほんとやばくないか？　ここにいて大丈夫か？　ナムサンリーチ入ってないか？

どうなんだろ。

「風邪なの？」と聞けば良いのだが、聞けない。もし聞いてしまったら、この家族の生活のバランスを崩してしまうかもしれない。僕は新規参入者なのだから、そういうことはしてはいけない。僕に伝えないことで、何かを守ろうとする家族の意図もあるはずだ。

ただね。

めちゃくちゃちゃこえー！

うつるー。

簡単に死ぬ～。

第90日目　G・Wで一番覚えやすい祝日

こどもの日であります。今日は元同僚で先輩のIさんが東京から会いに来てくれました。天気もめちゃくちゃいい。Iさんとの待ち合わせは駅に11時半。ということは……まだ時間がある。勉強の時間かぁ。勤勉だなぁ。偉いなぁ。

11時頃出発。母に駅まで送ってもらった。Iさんに会うのは3か月ぶり。急に会社を辞めることになったあの日以来。考えてみれば、生きたまま会えたこともなかなかの奇跡かもしれない。

Iさんが改札を抜けて出て来た。少し照れくさい。

「久しぶりー」

変にかしこまってしまったりするが、でもなんでしょう。相手は所詮Iさん。Iさんごときに照れてる場合ではない。それはIさんも同じだろう。所詮、白血病になった、ただの僕。すぐに二人の感覚は以前の感じに、ただ楽しい時間になればいいと思っています。

時間はお昼時。せっかくなので地元の食事を食べてもらいたくて駅の近くにある、地元の味噌蔵にあるレストランへ案内した。

僕はIさんに起こる不運な話を聞くのが好きだった。多分話し方がうまいんだろう。Iさんと離れて3か月足らずだが、しっかり準備してくれていた。

今回は、ずっと組んで仕事をしてきていた人が、他の人と組みたくなったため、Iさんの悪評をでっちあげ、仕事の担当を解消させようとしたというものだった。やっぱりすごいな、Iさん。この出来事は自分ひとりのチカラじゃ引き起こせない。悪評をでっちあげるという稀有な存在がいて始めて歯車が廻りだす。

良い歯車見つけてきたなぁ。逆に、Iさんの歯車は不運と相性がいい。ガチッとハマる。まるでこの食事のお味噌のようだ。なんにでもよく合います。

食後はお城へ。Iさんは歴女なので、お城とか喜んでくれるはず。そして武将隊的なアイドルじみたやつも好きらしく、すごい興奮していた。そのへんをウロウロしている武将隊っぽい人を見つけては、「グレートなんとか公が……なんとかかんとか」みたいな、よくわからないことを言って嬉しそうにしている。

Iさんが武将と近からず遠からずの距離で携帯を持ったまま何やらウジウジし出したので、僕は仲介役を買って出てIさんと武将との写真をいっぱい撮ってあげた。武将を見つけるや片っ端から撮っていったので、Iさんの旅の思い出にだいぶ貢献することが出来たと思う。

そのあとはお酒を飲んだり、川辺に行ったりと充実した時間を過ごし、Iさんは夕方頃、東京への帰路に着いた。僕も帰ろうか。この辺りから出ているバスで家の方に行けるはず。Iさんからもらった大量のお土産を持ってバスに乗った。

楽しかった。僕はこの退院中にみんなに会えて嬉しい。みんなも僕と会えて楽しんでくれているだろうか。窓から外の景色を見る。バスは家の方角に進む。

さて、感傷に浸るのももう止めよう。もうすぐ降りる感じだ。もうすぐ……。だけど、どこだっけ？

これぞ現実。バスに滅多に乗らないから、バス停の知識がない。最寄りのバス停の名前を知らない。そんなことおかまいなしに、バスはエンジンを大きく鳴らし車体を揺らす。いまここならあと1つくらいか？　2つか？　そんくらいか？　ちがうか？　3つか？

バス停の住所もだんだん聞いたことのある地名が出てきた。

よし、見極めた。距離的にこの次だ。僕は降車ボタンを押した。

『ピンポーン次止まります』

これでもう後戻りは出来ない。さぁ、着いたら降りるだけ。約2～3分後。僕が見極めたバス停に着いた。

うん……まだとおいな

結局つぎのバス停がどこ行っちゃうかわかんないし、とりあえず歩き始めた。10分後。ちょ、ちょっと一旦止まろう。一日遊んでいるからね。疲れた。Iさん。たくさんのお土産ありがとう……この重みが気持ちをしっかりと僕に伝えてくれているよ。もう指がさ、ちぎれてしまいそうに重いよ。人差し指と中指と薬指がドクターペッパーみたいな色してるよ。

結局、家までに通過したバス停は2つ。ふぃー。

第91日目　暗に期待するところ

今日は一時退院中の通院日だった。

駅まで母に迎えに来てもらい結果の報告と一週間後の午後から入院予定ということを知らせた。ついでにY先生に風邪の子供について質問したときに「かなり危険です」と言われたことも伝えた。

これは大事だよ。あえてサラッと言ったけど母よ。これを母に伝えた意味をしっかり読み取ってくれ。僕が求めるのは、家の者たちに嫌な思いをさせずに、子供たちからオレをうまく隔離してくださいということですよ。こんなこと直接言葉にしにくいから母に期待してます。なんとか読み取ってくれ、僕の裏メッセージ。

でも全然伝わんないの！　母。

風邪ひいてる子をオレの部屋に来させたり、連れて来たりして「お風呂」だの「ごはん」だのメッセンジャーの役割をさせてくる。子供は僕がいるこの部屋が珍しいのか、なかなか出て行かず、咳を何度かしていくこともザラにある。

兄の奥さんが食事の準備をしているときもそうだ。子供が順番に盛りつけられていく皿のうえでゴホゴホしている。そりゃするわ。子供は。そしてゴホついている今が絶好のタイミングだよ、母。

「こら、ここでセキしちゃいかん！」

ナイス母。そうゆうこと。

「手やらな！」

手！

「セキするときは手をやらな、いかん！」

ＯＵＴ～！　今の時代、セキやクシャミから放たれる唾液や菌が手でカバーできないことは世の常識ではないのか？　母よ。手じゃダメよ。手じゃ飛沫は防ぎきれんのよ。

夜、みんな寝室に入って兄夫婦だけが食卓にいるときに、直接希望を相談させてもらった。急に現れ

検査項目	結果	正常値
白血球	1.7　▼	3.3-8.6
赤血球	3.24　▼	4.35-5.55
血色素量	9.9　▼	13.7-16.8
血小板	15　▼	15.8-34.8
CRP	未検査	0.3 以下

風邪のウイルスは一度の咳で約10万個、くしゃみで約200万個放出されます。今のところ、飛んでくるウイルスはウィービングでギリギリよけきっています。（第91日目）

て、子供たちを不潔扱いして本当に気分を害させてしまったと思う。

兄夫婦はいろいろと快諾してくれました。

みなさん、ご迷惑おかけ中です。

第92日目　小の時間で大も兼ねる

夜から高校の友達Yくんの家でしゃぶしゃぶの予定。夕方頃YくんとHくんが迎えに来てくれた。僕がしゃぶしゃぶが食べたいと言ったので今日の会を開いてくれたのだ。そしてなんと、地元のブランド牛まで準備してくれる徹底ぶり。ありがとうな。

そしてこの肉が柔らかい。脂がしっとり。さっと湯がいたレタスと一緒に食べる。最高！

その後、改めてみんなで高校の卒アルを見た。なんだかんだ数年たって覚えてるような覚えてないようなこともあり、一体、僕は高校生の頃何をやっていたのだろうか。あんまり思い出せない。そして、卒アル3周目くらいになったとき。


あたー。

腹が。グルグルグルグルグル〜。いたたた。めちゃくちゃ痛い。

「ちょっとトイレ行ってくるわ」

心配させるといけないので腹痛は隠し、とりあえずトイレへ。めちゃめちゃ下痢。一体なぜ。とりあえず、小ともとれる時間で頑張った。そしてまた卒アル。

「うーん、オレ全然友達もいねぇ」

卒アルを見てＨくんと嘆いていると、また腹が。キュルルルルルルル～ギュルギュル。すっごいゴロつき。聞こえるレベル。

「ちょっとトイレ……」

何なのよ、一体。

こんな下痢を何度か繰り返し、ひとつの仮説が立った。最初はビールとノンアルコールビールの飲み過ぎかと思ったが、おそらく久しぶりに食べた良い肉の脂に体が対応できなかったのではないだろうか。入院生活では知り合うことが絶対ない、トップクラスの牛肉である。体が驚くのも無理はない。

とてももったいないが下痢はしょうがない。だが、大事なのはこれを友達二人にバレてはダメだということ。だって、こんな高い肉で下痢になったなんて申し訳無さ過ぎる。申し訳なさ過ぎ過ぎる。僕がこの下痢を隠し通すことこそが、彼ら二人に対する感謝の印となるのだ。

あきらかにハイペースなトイレタイムに違和感は感じられているだろうが、結局そこに触れて来られていなかったのでなんとかなっているか？　それともいないのか？

さて次があるなら下痢には注意です。だってあんな高い肉……ってのもありますけど、実はあの家はYくんと婚約者の、結婚を控えた若い二人の愛の巣なのだから。

そんな家で何度もうんこをしたこと、本当に反省しております。そしてそれこそが、友達二人に下痢になっていることがバレたくなかった真の理由でもあるのです。

ごめんなさい。

第93日目　友情出されたら断りにくい

朝、Oくんが迎えに来てくれて10時前に出発。今日集まったのは、5月28日のSくんの結婚式について。Oくんがスピーチを頼まれており「その時間を使ってスピーチ以外何かやりたい」ということの相談だった。

今までも友達の結婚式があると、余興を頼まれ何回か動画を企画演出してきました。なので、今回もやるなら動画を。でもなぁ。う〜ん。実はあんまり乗り気じゃない。祝いたい気持ちはめちゃくちゃあります。でも結婚式当日行けないし、もうすぐ入院だし、撮影とか制作に果たして参加ができるかな。それに今回Sくんから頼まれているのはOくんのスピーチのみで、余興までは頼まれていません。

なんで頼まれなかったのかを考えると、Sくんは超有名美大卒で第一線で活躍するアートディレクターですんで、別の友人の超絶プロフェッショナル集団とかに頼んでいる可能性も考えられます。そこで僕らが勝手に作った動画を流して、モノホンのプロ級作品と並列されたら……。そらもう大恥をかいてしまいます。しかしOくんは、「絶対ほかに頼んでないし、おもしろ系が欲しいはず」と言い切ります。

実際「なにかやろう」とLINEが来たときにも僕は「頼まれてないんだから、やらないほうがいい」と言ったんです。でもみんな「やろう」「やろう」と。友情重視の正義の多数決。僕だけ妙に薄情な人になってしまったので、ここは折れざるをえませんでした。ただ、みんな「やろう」と言う割に、作るのはほぼ僕でみんなは参加するだけが常です。

くぅ〜言ってくれるぜ！

自発的なおせっかいでスベるなんて地獄よ！　が、やるならSくんを喜ばせるいいモノを考えたい。

でもほんとにやらないほうが良いと思っている。

第96日目　内臓

3日後に再入院ということで、夜は両親と姉家族がちょっといい焼き肉屋に連れて行ってくれました。両親ももう初老で、焼き肉なんて食いたくなかっただろうけどありがとう。美味しい食べ物の思い出ができました。そんななか、父はなぜかホルモンのみを食べ続けていた。食べ続けながら、またあの話をしていた。

「それにしても、あの病院は若い看護師が多くてええなぁ」

さすが！

ホルモンばかり食べ続ける人間からは出てくる言葉が違う。見たかウチの父のバイタリティを。年齢などただの数字だと言わんばかりである。

ただし、このコメントに対し尊ぶ気持ちはない！

第3コース

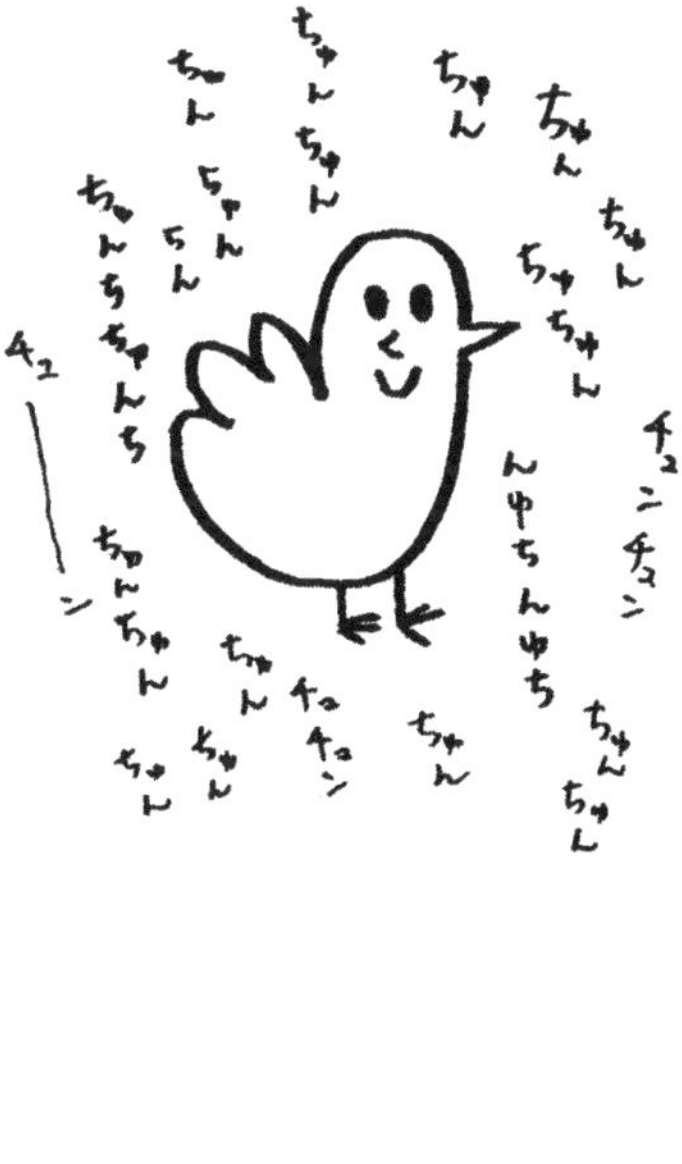

第98日目　当たり部屋

13時。予定は延びてますが、なんとか第3コーススタート。嬉しいような、とても嫌なような。

本日の入院に際し、父からは俄然やる気が感じられます。

病院までの道のりを考えれば12時前に出発すればいいのだが、「10時には出発しよう」と言い出すし、前日の風呂上がりと朝に美容の時間を各30分ずつ取っている。鏡の前でじっくり自分と向き合い、洗面台を占拠している。アイデンティティの探求。

彼はモテようとしている。「あそこは若い看護師が多くていいなぁ」という発言に冗談の要素はひとかけらもない。

今回もまずは大部屋から。前回の12階はイヤだがどこになる?……あ、12階ですか。んもう入院したくねぇ〜。

案内されたのは前とは違う部屋で前回の部屋を少し覗いてみた。

主は……いるみたいね。主よさらば。お大事に。僕は案内された部屋に荷物を置いて、さっさと大部屋を後にした。採血を済ませ、カフェでグダグダ。父には申し訳ないが、大部屋で看護師と触れ合っている余裕はない。

病院から電話で戻ってくるよう呼び出され病室に戻ると、色々説明を受けたり、血圧を測ったり、入院の手続きを進めた。この間ずっと大部屋にいたのだが、ひとつ気づいたことがある。

おやおや？　このお部屋、悪くないですねぇ。

みんな静かです。大部屋ってこんな感じですか？　これが大部屋の正解なら全然大丈夫です。個室は有料だし、これなら大部屋もアリです。

第99日目　お向かいさんの事情

今日から治療開始です。３時間の抗がん剤が１日２回。前回と同じです。じゃ、カフェに行こうと思っていたら、「今日は出ないでください」と看護師さんから先に釘を刺されました。ぐはぁ。なかなかの釘師。

でも、前回の大部屋よりマシか。とりあえずベッドで中小企業診断士の勉強をしますか。だってまだまだ全然勉強することはありますから。減らしてほしいくらいに。

昼過ぎに１回目の抗がん剤がスタートとなりました。今回は吐き気止めにカイトリル。副作用止めにサクシゾン。化学療法剤にキロサイド。

抗がん剤のスタートと同時に勉強も一時休憩にしましたが、体が少ししんどいです。毎回こうだったっけ。なんかヘトヘトになりました。晩ご飯も、食欲なし。その後もしんどくて寝てしまった。

今日、同部屋の向かいのベッドの人がカーテンの中で看護師さんと話していました。浣腸がゴニョゴニョ？

なに？　まさか？　浣腸を？　ここで？　やっちゃうのか？

もしや出すとこまでをワンセットとして、ココでやっちゃう気か？

この患者さんの雰囲気はカーテン越しでもしんどそうである。そして、同じ部屋で浣腸が行われるという情報は、しんどくない患者にとってしんどい。なので、この病棟は皆が皆、しんどい。

僕はしっかりと聞き耳を立てた。看護師さんが尋ねる。

「出ますかー？」

やはりここが戦場か。でるのか？　だしちゃうのか？

……ブ〜ゥ…

あぁあ、ついに

「うん。ガスは出ますね」

ガスかぇ！

やっぱりこの大部屋では、とっくに合戦は始まっているようだ。先ほどのおならは、ホラ貝。お向かいさんの出陣の合図。彼はどうゆう状態なのか。移動は出来ないのか。オムツなのか？　それとも解き放つのか？　彼もイヤだろう。すると看護師さんがまた問いかける。

「出そうですかー?・」「出ましたかー?・」

「……うぅ…出てません」

出てませんか。看護師さんが聞かないとわからないということはオムツなのかな。でも、出なかったか。よかった。いや、出ないことに関してお向かいさんにとっては良くないが、よかったよ。片や、僕の安堵とは反対にお向かいさんはすっごい大変そう。声が苦しそうだもん。浣腸は失敗に終わったが、この後、飲み薬を飲まないといけないらしい。

「じゃあ薬だけ先に飲んじゃいましょうか。飲みますよー」

「……はい」

もうお向かいさんは弱り切っている。息も絶え絶え。「はい」の声もヒョロい。薬も看護師さんに飲ませてもらっている模様……。

「はい、いきますよ～」

「ゴ、ゴ、グぉ……ゴホゴホゴホ！　おえーぇえ、げぼげぼぼぼぼ」

おいおいおい

なんだか、飲んだ瞬間吐いちゃって、お向かいさん。10分くらいゲホゲホウエウエしていました。出したい方は出せず、出なくていい方からは出ちゃうんだから。気持ちとは裏腹。まるで恋愛か。……ちがうか。

第101日目　かっこよさが眩しくて

昨日から血液内科のクリーンルームに入り、勉強もはかどる。

中小企業診断士の勉強も情報システムに突入。すこし言葉に馴染みがある。気が重くなるのは財務会計。全然進まない。

WACC《ワック》だのCAPM《キャップエム》だのといちいちしゃらくせぇんだよ！

財務会計、おまえらオシャレか！

休日なのに、シャツ・タイ・カジュアルジャケパンにスポーツ高級腕時計で「あえて休日に……」ってやっちゃうような新宿ISETAN男か！

～ WACC と CAPM な 2 人 ～

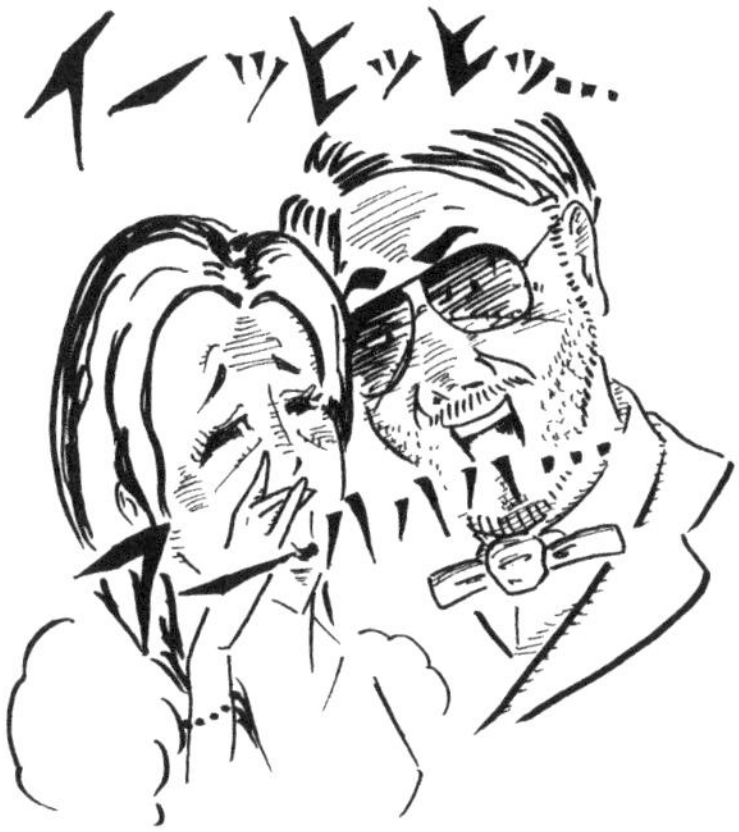

WACC とはご存知の通り加重平均資本コストのことです。
かたや、CAPM というのは株主資本コストを算出する手段ですよね…
はぁ。絵にするとこんな感じです。
僕は彼らに対して少しばかし距離を感じています。

それとも、夏場、店に入るたびに「ちょっとエアコンが……」と言って肩にショールをかける、ゆるふわへアワンサイド寄せのブルジョワ表参道女か！

こっちはなぁ、誠実さだけが取り柄の高校球児バッチ来いヘアに患者着回しレンタルチェック柄パジャマスタイルなんだぞ！

てめらなんかなぁ、てめぇらなんかなぁ。

かっこよすぎるんだよぅ！

昼過ぎからはSくんの結婚式の企画書的なものをまとめて、もう夜。今日はいいテンポでいろいろなことが進んでいきました。でも、体がダルくて重い。お腹も苦しい。何でしょう。

もうダメ。疲れた。おやすみなさい。

第103日目　花びら大回診

顔が赤いし黒いし。変な色してる。日焼け途中に抗がん剤を打つと赤褐色になります。今回新たに用意してもらった結膜炎予防の目薬もいい感じですので、今回は嘘つく必要もなさそうです。

今日は看護師さんがいっぱい遊びに来てくれたので、……いや回診ですか。そうゆうやつで来てくれたので結構楽しい日になりました。みんな僕が、山寺で買ったトラのお守りのオブジェが気になっているようです。たしかに可愛いので、このお守りがいかに素晴らしいものなのかを説明してあげます。

「退院したときに男友達と4人で山寺に行き、そこで可愛かったから気に入って買った。売り場のおじさんがこのお守りについての縁をいろいろ教えてくれた。そこの山寺には、ある武将が戦まえに立ち寄って、願をかけたおかげで下馬評を覆し、みごと戦に勝ったという話が伝わっている。その武将は寅年生まれで、その武将ゆかりのお守りだから、トラをモチーフにしたこのお守りができた。僕も戦ならずとも病に勝つ意味も込めて縁起が良さそうだと思った」

ただしこのお守り。すべて納得して買ったつもりだったが、包みを開けて見たときに僕はとても驚かされた。開運子宝なのだ。

エピソードとご利益の繋がりが、ねぇ！

看護師さんも笑ってくれるからいいんですけどね。でも、よりによってこんなに女性の看護師さんがいっぱいいるところで開運子宝って。

「この入院を機に看護師を抱こうとしてんじゃやねぇ。先ず病気を治せ！」とツッコミたいところ。あぁ、この「ツッコミたいところ」って言うのもなんか逆に掛かっちゃっててわかりづらいなぁ、もう！

ただ、このオブジェ自体がすっごいお気に入りだからいいんです。抗がん剤も今夜で終了。子宝はまだ結構ですんで、ほか頼んます。

第104日目　甲・乙・丙・丁

今日は両親が来てくれるそうなので、Sくんの結婚式動画に必要になるDVD―Rと音楽素材を頼みました。でも「よくわからない」と。ネットで購入を検討してみるも、到着から準備を考えると結婚式の28日に間に合わない。これじゃあダメ。もう一度、母に頼もう。

メールの文面を販売店の店員さんに見せれば希望商品が特定できるぐらいしっかりした文章を送る。さぁ、お願いします。

「よくわからない」

くへぇ。現代文明は、初老の女性になんたる厳しいことか！　DVD―Rなどとわざと小難しい名前にしてなにが楽しいか！〝円盤形虹色反射記憶媒体〟でいいじゃないか。それに加え＋RだとかーRRWだとか、ややこしいぜ。〝円盤形虹色反射記憶媒体の甲〟でいいじゃないか。

ウチの母はきっと泣いて苦しんでいるぞ。文明は発達しすぎたのだ。

っていうか、DVDだって本当は準備してたんだよ。動画の編集やってもらおうと思った友達の元にみんなで描いてく絵と一緒に配送してたんだよ。それが「やれない」って。で、オレが編集もやることになっちゃってさ。だから、最初から反対してたんだよ。オレだけ。なのにみんなは「やろう」「やろう」って友情パワー前面に押し出しちゃってさ。結局やり始めたらオレ全部考えて、準備して、入院して。何だコレはー。……ハイッ！　じゃ、やるか！

ＤＶＤは母から兄に託されました。

抗がん剤終了。点滴も取れました。

第１０５日目　みんなそう、だから僕は洗う

昼過ぎ当たりから、いつもの副作用が出てきました。下痢です。

半日で６回。前回同様、途中からは尻からただの液体が出ている状態。いつの間にか少し出ちゃってるときがある。その大事にも気づかず、トイレに行ってパンツを脱いだときに濡れ染みを見て知る。

前回もそうなったし、今日もそうなった。そういうものなんだろう。

他の人を知らないけど、白血病の人はこの道を避けられないのかもしれない。パンツの濡れた部分がももなどにあたらないようにソロリソロリと丁寧にパンツを降ろして、股間丸出しでそのパンツを手洗いする。

検査項目	結果	正常値
白血球	0.9 ▼	3.3-8.6
赤血球	2.35 ▼	4.35-5.55
血色素量	7.7 ▼	13.7-16.8
血小板	7 ▼	15.8-34.8
CRP	0.3>	0.3 以下

一週間前の白血球が2.7。僕の日記により、今まで歴史の闇に隠されてきたパンツと血球の密接な関係が遂に暴かれる。(第105日目)

スキンヘッドで上パジャマで下は裸でパンツを洗っている姿は、なんと笑えることだろう。ただしこの、パンツ洗いの儀こそが回復への大きな一歩。だからさ。涙をのんで、ここはパンツを洗っときましょう。洗っとかないとね。うんこ水がついたままのパンツを保管しておくことになっちゃうの嫌だから。僕だけじゃない。抗がん剤治療をしてる人は、みんなスキンヘッドで、股間丸出しでブルンブルン揺らしながらパンツ手洗いしてるんだから。

白血球は順調に下がり始めています。

第１０８日目　ハッピーバースデートゥーミー

久しぶりに夢を見ました。

僕は実家に居ました。僕のいる部屋には約５㎝はあろうかと思われる毛足の長いフカフカのカーペットが部屋全体に敷いてありました。なんと触り心地のいいカーペットなんでしょう。

僕はそのカーペットにうつ伏せに寝転び、顔をフカフカにこすりつけました。

とても気持ちいい。柔らかくって、香りも清潔感があります。しばらくカーペットに夢中になって顔をこすりつけていると、床上０㎝の視界の中に黒い影が動きました。

ゴキブリです。

「いいいいいいいやぁアアアア～!!」

僕は大声を上げて飛び起きました。改めて上からカーペットを見つめ直すと、何十匹ものゴキブリがカーペットの長い毛足の中を出たり入ったり、まるでベトコンのゲリラ戦術のような状態です。サイズも3～10㎝弱と多種多様で大きいのは黒々とし艶やかだし、小さいのは少しだけボディが透明がかっていたり、茶色っぽかったり。

「う、う、う、うわぁぁぁぁ……」

絶叫しようにも、もはや恐怖に怯え弱々しい声が漏れるので精一杯。なら、ここからすぐにでも逃げ出せばいいのですが、裸足の僕が一歩足を踏み出せば、カーペットに隠れたゴキブリを踏みつぶす可能性があります。泣きそう。そこへ、殺虫剤を持った母がやってきました。母はそのままカーペット中に殺虫スプレーを噴射。一通り撒き散らすと母は僕に向かってこう言いました。「最近の殺虫剤はスゴいね」という夢。久しぶりに夢もゴキブリも見ました。ゴキブリは夢でも恐い。今日は僕の誕生日です。

久しぶりの血小板の輸血。毎回眠くなったり体がポッポッと熱を感じていたが、これは血小板の前に行うアレルギー予防薬のせいだと教えてもらった。なって当たり前だったのね。良かった。

個室に移動して数日。今回の部屋はおかしい。日に数回、下水の臭いがしてくるのである。クリーンルームの個室には弱り切った僕らのような患者を菌から守るために、特殊な換気扇が天井に付いている。その換気扇はずっと点けっぱなしになっているのだが、そこからたまにフワ～っと。この換気扇がどこにどう繋がっているのか詳しくは知らないが、多分ここから下水の臭いがしていると思う。これはとても厳しい。

誰とも知れぬ人の便の香りが1日数回、天から降りてくる。

看護師さんに報告し「つぎ臭かったら呼ぶんで、嗅いでみてください」と言ったが、それ以来フワーっとしていた臭いがスワーくらいに弱くなったので、まだナースコールを押すとこまでは至っていない。

なんでこうなるかなぁ。下水臭は嘘じゃないのに、このままでは人間の信頼関係にヒビが入ってしまうかもしれない。


ひょっとしたら看護師さんの間で……。

「あの人、ちょっと神経質で難しいとこあるから。下水の臭いも本当なのかどうだか……」

「あ、先輩ひょっとして……。あの人きょう誕生日らしいんですよ。だから、下水だなんだって言ってかまってほしがってるんじゃないんですか?」

「やだ、なにそれー。でもその線、下水だけに臭うわね、なーんちゃって」

「ちょっともー、ヤダー先輩ったら。じゃあ臭いものには蓋をして無かったことにしちゃいましょっか」

「あら〜、あんただって随分じゃないのー」

検査項目	結果	正常値
白血球	感度以下	3.3-8.6
赤血球	2.63 ▼	4.35-5.55
血色素量	8.4 ▼	13.7-16.8
血小板	2.9 ▼	15.8-34.8
CRP	0.3>	0.3 以下

白血球が“感度以下”。ついに数字から漢字に!(第108日目)

「えっへん。お粗末様でしたッ」

なんてことにもなりかねない。早く確認してもらうために、下水の臭いをお願いします！いや、ダメだ。人の便の臭いなどしてこないほうが良いのだ。

でも……、でも……！　難しい所だが、ここはもう一度だけ。神様、この部屋に誰かの便の臭いをお願いします。誕生日プレゼントだと思って、是非。

第１０９日目　クンクンクンクン、クンクンクン

入院生活は白血球がだいぶ下がってきてますが、何ともなく過ごせています。勉強も動画も精を出してます。３度の食事はパン、おかゆ、おかゆ。お菓子も甘味も食べたりします。下水の臭いの中で……。

なにコレ、マジで！　20〜30秒位。臭いがし始めたタイミングで、いま臭いかもと思って、息をクンクンさせるでしょ。で、臭さのレベルが高かったら看護師さん呼びたいんで、クンクンして確認。でも、この頃には20秒くらい経ってるわけで。臭いなくなってきた？　と思ってそれを確認するためにクンクン。クンクン、クンクン。クンク、クンク、クンクンクン……。

過呼吸なるわ！

赤血球ない時期にこんなに早い呼吸続けてたら、貧血なるわ！

人の便の香りを求めるって何だ、わしゃ超ド級の変態か！


というわけで看護師さんを呼ぼうとしている頃には臭いが消えてます。この先も、僕は人の便の臭いを一人で抱えて生きていかなきゃいけないのか。

うわーん。おろろーん。実体のない恐怖。

さらに気持ち悪いのが、朝食と昼食の時間のあと30〜60分に臭いがしてくることが多いということ。

ウエップ。もう、超新鮮じゃん。

夕方、兄が来た。ＤＶＤ－Ｒありがとうございました。

第111日目　共に友に

熱が上がってきた。体は熱く寒い。だが、午前中に結婚式動画をＤＶＤ－Ｒに焼いて発送してもらわなきゃ。無視無視。さぁ、さっさとやっちゃおう。ＰＣのディスクドライブに新しいディスクを入れて、書き出し。

……エラー

は？

するな！

『書き出しに失敗しました』

どうしよう。えらくヤバい！　とにかく時間がないぞ。家にUSBでつなぐDVDドライバがあるから夕方来る両親にもってきてもらおうか。でも東京の家から引っ越したときの、数ある段ボールの中で果たしてどこに入ってるのか。どうしよう。まだディスクはあるから、もう一回やってみよう。

……できました。

は？

なんかそれはそれでムカつくわ。できるんかえ。何で出来たんだよ！　前回との差はなんだよ。コンピーターのこうゆうとこ、本当難しい。

それにしてもほんとうに良い動画が出来ました。僕はSくんを想いながら改めて最終チェックをしました。しんみりとしたバラードが流れる中、僕らが順番に絵を描いていきます。みんなの祝福の気持ちがとても溢れています。曲も最後のサビに差し掛かり動画も最高潮。作った僕本人でも少し胸が……。

Sくんおめでとう。本当はオレも結婚式に行きたかったけど……。

でも、病気が治ったら直接会って、……会って……

「……くはぁっ！」

くっせ!!

このタイミングで便の臭いくるかね！　決して忘れてはいけません。この動画は便の香りとともに育ち、便の香りとともに完成した作品なのです。共に友に。アーメン。

昼過ぎ。体温は38・7℃。上がってきたなぁ。ちょっともうグッタリです。

お疲れさまでした。

検査項目	結果	正常値
白血球	感度以下	3.3-8.6
赤血球	2.41 ▼	4.35-5.55
血色素量	7.6 ▼	13.7-16.8
血小板	2.1 ▼	15.8-34.8
CRP	8.2 ▲	0.3 以下

い、生きてます…？（第112日目）

第115日目　BOY MEETS GIRL

今日は採血の日であります。昨日今日と起きたときに半勃ちしており、非常に健康に向かって前進しておると期待をしております。健康のバロメータ。

ここのところ熱で満足に動けないので午前中ゴロゴロしているとY先生が来た。さぁ、どうでしょうか。今回の採血結果は多少自信があります。

白血球、感度以下。

トァッシュ!!

全然だめじゃねぇか。検査の感度を超えた低さ。あんなに毎日痛い皮下注射グランもやってるのによぉ。上げる方法はないのか。ないよ！　待つしかない。不調とともにもうしばらく。

なぁにが半勃ちなら健康になった証拠だ。だれが言いやがったんだそんな戯れ言。それに、お前も少ない血をたぎらせて勃ってんじゃないよ。こっちだって勘違いしちゃうんだから。

「次、39℃超えたら、もう一度、採血して血液培養検査を

検査項目	結果	正常値
白血球	感度以下	3.3-8.6
赤血球	2.32 ▼	4.35-5.55
血色素量	7.3 ▼	13.7-16.8
血小板	3.7 ▼	15.8-34.8
CRP	12.2 ▲	0.3 以下

生きてはいるんですよね？
（第115日目）

しましょう」

Y先生は最後にそう言って去って行った。

昼過ぎから当然のように熱が上がってくる。38℃超えたら解熱剤打ってもらって、それでも熱が下がらなければ飲み薬も使って、勉強もして。そうしてると夕方になって両親が来て、父は採血結果用紙を見ながらこんなことを言ってきた。

「ふーん、これは今どういう状況だ」


今さらかい！


まぁいっか。もう興味がないのが手に取るようにわかります。彼の興味は今や病気から若い女に。そんな父ですが、たまに医療のことを僕や母に教えてくれるよ。

しゃらくせぇわ！

午前4時。あつー。嫌な予感。39・3℃。39℃超えてる。今日の今日で血液培養検査の採血ですか。めんどくさいなぁ。もう一回測ってみよう。

39・2℃。あ、やっぱね。0・1℃減った。本当は39℃ないんじゃないか？　一回水を飲んで、計測。39・1℃。そうそうそう。そういうこと。じゃあ、更にもう一回。39・0℃。わかってるよ、本当は39℃もないんだよ。0・1℃ずつ減ってきているから次の検温で僕の真実の体温がわかります。よ〜しよし。じゃあ最後に一回……。39・1℃。

増えた～

そうですよね。わかってました。

僕はナースコールを押した。

第１１６日目　ひろみ宿りし億千万※

39℃で解熱剤の繰り返し。今日から抗生剤が増えます。歯茎も腫れている。その痛み、およそ３０００グキ。まだまだ治療は続きます。

看護師Ａさんが言っていました。

「トキ※※がいたらいいのにね」

僕もその通りだと思います。看護師Ａさんは、二児の母。ときどき変なことを言います。面白いです。

血小板の輸血後、すぐに今日からの抗生剤がつながれました。おや、なんだろ、この感覚。

歯茎がものすごく痒い。内側からジュワジュワ。抗生剤か血小板に体が反応している？

くーう。我慢だ、我慢……。痒みを散らせるために必死に足をバタつかせてみるが……。

ヒエ～イ。ダメだい。歯茎がどんどん膨れてきてる。ジンジンするー。たまらず口に含む麻

※億千万：郷ひろみ『２億４千万の瞳』より
※※『北斗の拳』（原作：武論尊、作画：原哲夫／集英社）に登場する架空の人物

酔薬も使ってみたが収まらない。このときすでに、グキは1億グキを超えた。

……無理だ～イ。

やはり僕では億千万を超えるグキを耐えるのは無理そうだ。億千万、億千万。もはや歯茎の痒みは郷ひろみである。

ナースコールでジャパ～ン！

看護師Nさんに来てもらって「歯茎が痒すぎる」と伝えた。なんと弱く緊張感と緊急性のない言葉なのだ。でも事態は深刻。「歯茎が痒い、歯茎がジャパン」で間違いない。口は限界。伝わるかこの苦しみ。信じてくれ看護師Nさん。所詮歯茎と笑わないでおくれよ。

すると看護師Nさんは抗生剤を一旦ストップしてくれた。続いて他の看護師さんたちも来て口を見てもらったり扁桃腺とか気になる所を見てもらった。

結局、原因はわからず、反応が落ち着くと再びストップしていた抗生剤をゆっくり流すことになった。

夕方からまた熱は本格化。夕食後は寒くて布団にくるまってまして、今回初の40℃も出ました。顔いたいよ～。夜、消灯待ちしてすぐ寝ます。疲れてるけど、寝るにしても苦しいなぁ。

検査項目	結果	正常値
白血球	感度以下	3.3-8.6
赤血球	2.03 ▼	4.35-5.55
血色素量	6.3 ▼	13.7-16.8
血小板	2.9 ▼	15.8-34.8
CRP	18.5 ▲	0.3 未満

死んでるけど口が痛いのかな？
（第117日目）

第119日目　せんせ〜い、誤差の範囲だと思いまーす

朝起きた段階で、熱もあるし口元も腫れてるし、もはや採血に希望はない。右腕に1つ穴があくだけだ。相変わらず、口の痛みで食事も摂りたくない状況も続いている。混じりっけなしに絶望的。僕はもう何もやりたくない。安静にしておこう。

やることといえば6時間おきにロキソニンを飲むことぐらい。解熱と口の痛み止め。食事はロキソニンだけ。ロキソニンは食事じゃない。

口の痛みはひどく水も痛い。口の中は、紙ヤスリで全体を研磨したような感じ。どこにどう刺激が加わっても痛い。歯みがきなぞは拷問の域。

もしKGB（ソ連国家保安委員会）が、歯磨き粉たっぷりのかための歯ブラシを使って、僕の口の中を丁寧に、且つ清潔に歯を磨いてきたのなら、僕は爽やかなミントの香りとともに、日本が不利になるウソの証言をしてしまうかもしれない。

それぐらい耐えきれない。

諸君！　今の僕にだけは日本の政治を委ねないでくれよ。危険だからね。

夕方ぐらいにY先生が採血結果を持ってきてくれた。

白血球の値は？　感度以下からの0・1。

あがった。やった、やったぞオレ。よくやったぞ、オレ〜！

って、なるか〜い！　こんなもん誤差の範囲だわ！

ばーか、ばーか……ばーーぁかぁ……

Y先生は「少しでも上がる傾向があったから、もう少しの我慢です」「分葉核球※も上がってきたから……」と明らかに落胆する僕を励ますように、いろんな理由を挙げてくれた。

どれだけグランを打ってもらえば僕の体は動き始めるんだろう。早くしろ。金もねえぞ。

検査項目	結果	正常値
白血球	0.1 ▼	3.3-8.6
赤血球	1.98 ▼	4.35-5.55
血色素量	6.3 ▼	13.7-16.8
血小板	2.8 ▼	15.8-34.8
CRP	22.0 ▲	0.3 未満

あ、上がった。ギリギリ生きてるみたい。でもCRPが22。絶望的だわ！（第119日目）

第121日目　ペムパル※※

ほぼ寝られなかった。自分の状況が納得できなかったり、しんどかったり、回復してこないことへのイラだちだったり。心が荒れる。間違いなく今回一番カツカツしている。

そのなかで、目標を一つ決めた。ちゃんと栄養を摂る。現在の口の状態で最近はほぼ食事を

※分葉核球：白血球の一つ。細菌感染症で増加する。基準範囲は、38 〜 74%
※※ペムパル：リソース ペムパルのこと。ネスレが販売する、総合栄養補助飲料

摂っていなかったが、現在食事とともに配膳してもらっている高エネルギードリンクだけでも飲もう。

朝食のとき目を覚ましました。さぁ、始めよう朝食。紙パックに入った高エネルギードリンク。その名はペムパル。そんで、何？　コーンスープ味だ？　シャレてるじゃないの。消費者に飽きさせない味の工夫もされているような感じだ。

そしてこの飲み物が今の僕に適しているのは、飲み物としての性能だけではない。紙パックというところ。紙パック飲料はストローが付いてくる。ということは水でも染みる口の中から飲料を摂るのではなく、喉の間際までストローを突っ込んで吸えば、ほぼ直で消化器に届けることが出来る。

さぁ、やってみよう。いただきます。ズジュル……ズジュル……。

お、なかなかうまく吸えている。

ズジュル……ズジュル……のどへのどへの意識で何度かに分けて、なんとか1パックを飲み終わりました。モッタリとした、エネルギー入ってそうな飲み物って感じ。ついでに紙パックの牛乳もありましたので、そちらもいただきました。

次は昼食。ペムパルイチゴ味。甘っ‼　もったりとした甘さ。のどへのどへ。

ふぁ〜、頑張ったー。

このとき、もうひとつ何となくルールができた。食事にアクティブさをプラスするのだ。

まずペムパルを手にし立ち上がる。そのまま窓の前まで行き外を眺めながらペムパルにストローを挿す。そして運命を憂いつつ飲む。飲んでは外を眺め、飲んでは憂い。更に立ってることで体に刺激が加わるかもという理由も合わさり超健康。

実際、体に効果があるとは思えないが、自分がそうしたかったのでそうします。

夕飯はペムパルコーヒー味。甘っ！　もったりとした甘さ。のどへのどへ。

イチゴとコーヒーはめちゃめちゃ甘い。のどカーッてなるわ。

それでも昼過ぎには39℃台の熱で夜にもそれが続いている。相変わらず。白血球は上がってない。でも、ペムパル飲んだ。明日の採血で結果が出なくても僕は少し前向きになった。

不安はもはや一つだけ。個室を使い続けることの差額ベッド料金だけだ！

検査項目	結果	正常値
白血球	0.1 ▼	3.3-8.6
赤血球	2.56 ▼	4.35-5.55
血色素量	7.9 ▼	13.7-16.8
血小板	2.1 ▼	15.8-34.8
CRP	17.3 ▲	0.3 未満

0.1で落ち着こうとしてるわけじゃないよなぁ。ダメだよ。もっと増やしてよ。白血球くんの子孫繁栄、開運子宝を願いまして…、開運子宝ここで来たッ！（第122日目）

第１２３日目　愚脳の夜は闇より暗く

一体何回起きるんだろう。寝汗で起きてトイレに行き、激痛に耐えて口をゆすぎ、また眠る。時には、マスクまでも汗でビショビショにして交換するために起きる。こんなことを繰り返しているうちに起床時間になる。寝られているのだろうか。起床時間にはとっくに起きているが、熱と痛みで疲れきった頭と体は虚ろで、目だけが妙に冴えている。

毎日高熱が出て動けず、口内の痛みで食事は諦め水を摂るにも激痛が伴う。「体が楽になるには白血球が上がるのを待つしかありません」と言われ、何日も何日も鳥肌が立つ程痛い皮下注射のグランを受ける。それでも何も変わらない自分にイライラする。

わざわざ面倒を見てくれている母に対し、自分の思い通りにことが進まないと冷たく当たってしまう。冷たい態度をとる前に、ちゃんと感謝を伝えられているのだろうか。自分で勝手にイライラして自分でストレスに感じ、ただ周囲を不快な気持ちにさせているような人間に生きる価値はあるのか。治療を受けるだけの意味はあるのか。

夜が更け口が痛んだり熱が上がるだけで、今日も白血球が上がらない無駄な一日だったと思う。回復を望み一日耐えてみても、夜にも同じように苦しむ。苦痛に耐えるだけで何も変わらない毎日の繰り返し。閉じ込められた空間の夜は止まっているように思う。寝るだけの夜は更に時間を止めてしまいそうだ。高熱で何度も起き、菌の繁殖を防ぐために激痛に耐え口をゆすぐ。僕は悔しい。長い夜を越えて訪れるのは、昨日と同じ苦痛に耐える一日。最近は夜が本当に憂鬱だ。

明日は採血。僕がまだやってないことは何かないか。今の僕でも出来ること。もしかしたら体に新たに刺激が加わるかもしれない。

僕はパンツを脱いでオナニーをした。水みたいな精子が飛んだ。薬から作られた精子。薬臭い。

明日よくなりますように。

第124日目　じゃあ、お前はL字を使ってんだな？

8時ころ採血。体から流れ出ていく血を見て祈る。右腕は穴だらけだ。

「今日の結果は0・2でした」

あがった、上がりましたよ！　感度以下から0・1と感度以下から0・2は違う。僕の白血球は再び増え始めたのだ。本当に嬉しかった。血が上がるとき、背骨や胸骨に痛みを感じる人もいるそうです。僕もそれくらいの勢いを感じてみたい。

本日、自室にて歯科助手による口腔内の診察がありました。第3コースに入って2回目。前回断ったが、しつこく粘られて今回の診察に至る。結果は「歯茎は綺麗」「綺麗に磨けている」などあいかわらず同じ内容。

検査項目	結果	正常値
白血球	0.2 ▼	3.3-8.6
赤血球	2.45 ▼	4.35-5.55
血色素量	7.7 ▼	13.7-16.8
血小板	2.2 ▼	15.8-34.8
CRP	10.1 ▲	0.3 未満

嬉しい。（第124日目）

「今日は普通の歯ブラシでは磨きにくいところにも届きやすい歯ブラシを持ってきました」

と言って変なL字の歯ブラシを取り出してきた。いつも、なんか持ってくる。

なぜ綺麗に磨けているオレにそんな歯ブラシが必要なのか？　ただでさえ痛い口の中なのに、その歯ブラシを口の中にいれたらぶつかりまくるわ。その歯ブラシのほうが磨きにくい部分が多いだろ。そんなエンタメ歯ブラシばっか買わされてたら、部屋ん中、歯ブラシだらけになるわ！　L字はキツい。

前々から彼女は、患者に対する金づる感がスゴい。

「これはいらないです」

「でも、届かないところに……」と言いながら、包みを開けようとし始めた。

あ、おい、バカバカ

「だから要らないって！」

僕は必死に歯科助手の手を止めて、開封をやめさせた。

メチャクチャだぞ、この女。ノルマかなんかあんのか？　だって、これが少しでも開封されていたら、歯ブラシだけに買取になっていたかもしれない。危ない。危なすぎる。

医療用品は一般のものに比べ割高なのだ。値段こそ聞いていないが、請求されても納得いかない。僕にはお金がない。それにL字の歯ブラシを使いこなせる自信がない。

「結局、歯茎が腫れる原因もわからないらしいし、歯ブラシの使い方ももうわかったし、口腔内の問題の解決は白血球次第とわかったので、もう歯科検診はいらないです」

今回も今後の歯科検診を断りました。

明日はもっと白血球が増えてますように。もし、昨日のオナニーのおかげで体が刺激を受けていたのなら。体調いいときに再度、試してみます。

第127日目　食育革命

昨日渡された病院の請求書が、僕に俄然やる気を与えた。今日の昼から、ごはんを再開します。「いたい、いたい」言ってられない。体には無理矢理にでも血を作っていっていただきたい。よろしくお願いします。

朝は最後のペムパル。コーンスープ味。窓辺に立ち外の景色を眺めながらペムパルを飲むのもコレが最後だ。ありがとうペムパル。オレは次のステージに進む。

さぁ、昼食の時間になりました。10日ぶりの食事。ドキドキします。

おかゆと鮭のムニエルか。いただきます。まず、おかゆには定番のお茶漬けのもと。緊張して一口目。……うん、いける。

一方、鮭は痛い。鮭の身の繊維感が噛むたびにギュッギュとして、僕の歯と歯のすき間の敏感な部分を大いに刺激する。ただここで諦めるならペムパルを飲んでおけばいい。僕は血を増やすために、そしてお金を節約するために食事を摂ることにしたのだ。だから食べる。

身をなるべくこまかくして、ほぼ噛まずに飲んだ。かなりの大鮭飲みだ。なんとか頑張って半分食べた。ふぅ。

夜。豚肉。痛そう。

箸では切れないので、歯で小さめに噛みちぎる。で、飲む。噛みちぎって飲む。夜ごはんはさらに頑張って8割くらい食べた。一度の食事でだいぶ疲れる。でも、食事は遊戯でもエンターテイメントでもない。スポーツだ。体を成長させるためのスポーツ。

そしてもちろん、食後は歯みがき。食べた分、ペムパルのときより余計丁寧に行う必要がある。ところがどうだい。歯みがきの泡がひくほど血まみれじゃないか。ちょっとメシ食っただけで口の中傷だらけよぉ。激モロ中の激モロよ！

真っ赤な泡が流れていく様子はキラウェア火山さながらの光景である。

火の神ペレよ、何をお怒りか？　わたしのフラをお望みか？　でもやったこともないんです。わたしにフラを望まないでくれペレ。

ペムパルー。会いたいよー。

検査項目	結果	正常値
白血球	0.4 ▼	3.3-8.6
赤血球	2.47 ▼	4.35-5.55
血色素量	7.5 ▼	13.7-16.8
血小板	2.8 ▼	15.8-34.8
CRP	6.6 ▲	0.3 未満

CRPが一桁にまで減りました。減る一方。貯金と一緒。（第126日目）

第129日目　第二の母

今日は採血の日です。グラン終了後、初。一番最悪なのは、減ってしまっていること。結果発表まで期待と疑りが僕の頭を行き交います。その中でもオリジナル治療が僕の中での回復への期待と暇つぶしになっている。

・口の痛みに耐えた食事での栄養補給
・足が少し疲れるまでの直立（1日数回）※ただし筋トレは厳禁
・造血している骨髄と胸骨への言葉掛けと手でさすっての思いやり
・とりあえず何にでも祈ってみる
・体の製造細胞への刺激を狙う自慰

自慰に関しては欲望通りの行動に思えるが、性欲関係なく義務化するのは、なかなか自分の慰めにもなってない。でも、自慰することで体ががんばりそうじゃないですか？　で、今日の採血結果は。

うお～きたぁ～。嬉しい0・7！

どおりで体が楽に感じ始めてるはずだぜ！

「少し赤血球が少なめなので今日最後の赤血球の輸血をして、それが終われば点滴も終了にしましょう」

すげぇ。この体調の回復ぶりでは、ほんとに性欲のままに自慰している可能性も否定できなくなってきてしまったが、でもすげぇ。前回の０・４のときとは気分が違う。グランなしの０・７。退院も視野に入りました。僕の中で勝手に。

点滴に続き、抗生剤の点滴も終わり、飲み薬のグレースビット※が１週間分追加された。ん？　僕はまだ２週間分のストックを持っているはずだが。

あら、それは大変もったいないじゃない。お金がね。なので「新しい分はいりません」と断りました。しかし「返金はできない」と言われました。

こ、こ、これは強制徴収ですか。あまりにも酷な話じゃありませんか。納得いかなかったので看護師Ｏさんに「ちゃんと教えて欲しい」と頼むと、薬剤師Ｐさんが来てくれました。

説明を受けていると、どうやら僕の入院では包括医療という形でお金を払っており、その中にあらかじめ薬代も含まれているとのこと。

なんと！　僕は知らぬ間に飲み放題コースに。ピンチが一転チャンス。こうなったら薬がたくさん欲しい。薬こそ今の僕を産んでくれた第二の母なのです。

僕はいままで金を払うことをゴネていたときの厳しい顔から一転、菩薩様のような穏やかな表情になっていました。

検査項目	結果	正常値
白血球	0.7 ▼	3.3-8.6
赤血球	2.34 ▼	4.35-5.55
血色素量	7.2 ▼	13.7-16.8
血小板	3.2 ▼	15.8-34.8
CRP	1.7 ▲	0.3 未満

白血球0.7はめちゃくちゃ健康を感じる数値です。へへ。（第129日目）

※グレースビット：（成分 シタフロキサシン水和物）ニューキノロン系経口抗菌製剤

「なるほど……。じゃあ古いのも新しく処方されるグレースビットもまとめて全部ください」

お金が必要ないとわかってからのこのセリフ。とてつもなくカッコ悪かっただろうなぁ。

第132日目　タベカス凸

今回の第3コースでは歯茎がかなりのダメージを受けました。現在、歯茎にボコボコと穴があき、歯と歯のあいだにもすき間が出来ています。全体的な歯茎の体積が減ってしまった。歯茎が痩せる。老人の悩みやん。抗がん剤は本当に体に良くない。

そして、その無数のすき間にどうしても食べカスがパコッとハマってしまいます。まるでテトリス※。テトリスなら消えますが、タベカスなので消えずにクチに残り続けます。消えるのは歯茎だけ。

しっかり強めに水でクチをゆすぐのですが、すごい量のタベカスがでてきます。そのタベカスたちは、まるで夜空に輝く星になったかのように、洗面台にちりばめられます。

ペガサス流星拳ーーーッ！※※

緑や黄色といった色とりどりのタベカスたち。とても気持ち悪いです。それが何度ゆすいで

※テトリス：落ち物パズルに分類されるコンピュータゲームシリーズの総称
※※ペガサス流星拳：車田正美著『聖闘士星矢』に登場する主人公・ペガサス星矢の必殺技

も出てきます。ときには一回前の食事も出てきます。

はたして歯茎は太るのでしょうか。すき間は埋まるのでしょうか。クチの中がなかなか清潔に保ちきれなくなっています。

第１３３日目　器

本日採血日。結果次第で明日退院もしくは外泊。金曜日なのでY先生は外来の日。わかるのは夕方になるだろう。しかし、予想に反し周りがすごいバタバタし始めた。

なにごとか！

「午後から血小板の輸血が追加になります」

なにごとか！

「グレースビットは終わりです」

なにごとか！

「肝臓のクスリを始めてください」

なにごとだろう。一体、採血の結果はどうなっているのだろう。え、ひょっとして退院の準備かな？　昼過ぎ看護師長さんが来ました。

「血球はあんまり上がってなかったですけど、大部屋に移動できそうなので出られますか？」

あぁ、やっぱりそういうこと。ダメだったか……。血球は上がってなかったみたい。明日の退院も外泊も無理。絶望。

「大部屋で」

簡単に答え、看護師長には早々に出て行ってもらった。ショックでボーッとして動けない。荒れている。手元にあるものを全て手当たり次第投げたい気分。

はぁ？　0・8だ？　全然やん

なにやってんの？　バカかよ

クソだな。暴れだしてしまいそうだ。

夕方にY先生が来て今日の詳しい採血結果を受けました。本当はもうだれともしゃべりたくないほど落ち込んでいますが、しょうがないです。そして、新たな事実も教えてもらいました。白血球だけではなく赤血球も血小板も増えてないそうです。なので、今日、血小板の輸血が急遽行われたのでした。

自力で何もやってない。ただ食べて寝るだけを欲する器。飯食った栄養は一体何に使ってんだ。寝て回復した体力は何に使ってんだ？　何にもやってねぇ。輸血なしには生きれない器。

検査項目	結果	正常値
白血球	0.8 ▼	3.3-8.6
赤血球	2.64 ▼	4.35-5.55
血色素量	8.0 ▼	13.7-16.8
血小板	1.0 ▼	15.8-34.8
CRP	1.2 ▲	0.3 未満

血小板1.0。肝臓はAST：121（基準値：13〜33）ALT：430（基準値：6〜30）。全然ダメ。（第133日目）

そして、問題は血だけではなかったみたい。肝臓が良くないようだ。だから薬が追加になったのです。「今回は、かなり強い抗生剤を使ってきたので、その分、肝臓に影響を受けたのかもしれません」と説明を受けました。

でも、なんかもうどうでもいいや。しらん。勝手にしてくれ。

このまま退院の延期が続くと、中小企業診断士の試験も心配になってきます。８／６。受かる気もしないけど受験料払ったし自分の回復が遅いので受けられなくなるのも腹が立つ。

そしてオリジナル治療法なんてのは結局効きません。当たり前です。お祈りとかオナニーとかですもん。努力は意味なし。この〝努力が意味なし〟とわかったときの絶望感よ。

第１３７日目　自打球で故障者リスト入り

病院の大部屋にはいろいろな思惑が渦巻いている。自分勝手な居場所確保のための駆け引き。それが大部屋。なので僕はとても苦手です。

大部屋にいるときはなるべく余分な情報が入ってこないように、僕は自分のベッドスペースにカーテンをピッシリ閉めて籠っている。それでも入ってくる情報はある。

検査項目	結果	正常値
白血球	1.4 ▼	3.3-8.6
赤血球	2.6 ▼	4.35-5.55
血色素量	7.9 ▼	13.7-16.8
血小板	3.3 ▼	15.8-34.8
CRP	1.5 ▲	0.3 未満

血小板ひっく!! 白血球はなかなか。
（第136日目）

同部屋の50代位の男性。両親が毎日来ている。一体何時間いるんだろう。声がデカい。初老同士の会話は声がデカい。毎日何時間も。飽きないのか。50代男性よ。毎日両親いるか？

僕の両親だって今日お見舞いに来てくれたよ。新しい病棟に初めて来た父は言っていたよ。「なんだ？　次のここには若い看護師はおるのか？」ってね。毎日両親いるか？

僕の前のベッドのM2層の男性もだ。日に何度も何度も電話している。大部屋に響く。内容は「ずっと入院していて、退院して2日で頭にアンモニアが回ってまた入院だわ」という内容だ。何度も話しているだけあって、この話には磨きがかかっている。無駄が削ぎ落とされ、内容がうまくまとまっている。

いや、そんなことはよい。何回電話するんだ。かけては同じ話をし、恐らくつながらなかった相手から折り返しで着信音を流し、同じ話をする。

そもそも、僕は自分のツラさを言いふらして「可哀想」待ちをしている人間が苦手だ。必要以上に自分で言いふらすな。カッコ悪い。やたらと不幸話をして同情を欲するな。

それにだなぁ、大部屋で電話すんなよ。オレは説明されたぞ。君もされただろう。大部屋で電話するなって。大部屋生活のルールじゃないのか。

もしベッドから動けないならしょうがない。でも君は移動できるだろ。もし立てなくてもマナーモードにはできるだろ。その年齢でもまだ自分の横着のために他人やルールを犠牲にするのか。ルールを守る人間が弱者か。

僕はもう限界です。もはや自分の性格で自分を追い込んでいる。

「カウンセラーと話したい」

看護師さんに相談してみた。すると、そこから看護師さんたちの態度が妙に優しくなったが、それはそれでイラつく。あーあ、僕はこんな人間に育ってしまいました。

こんなに嫌なのに、僕はここから出られない。だって僕も病人だから。

第138日目　ストレスのコア

前のベッドの人は朝7時から電話している。何にそんなに連絡をする必要があるのか。なになに？　ずっと入院してて？　退院して2日後？　頭にアンモニアが回って？　また入院……。

昨日と一緒。朝から我慢し甲斐があるわ！

朝の回診がなかなか来ないので、カウンセラーの話がどうなったか気になるが、もう大部屋から出まーす。

頭の中は大部屋生活のこと、血の回復のこと、このままのスケジュールだと中小企業診断士の試験は受けられないこと、治療費のこと、治療が終わってからの暮らしのこと、仕事のこと。

不安。不満。入院は心が削れる一方で、悩みが解決しないうちに次の悩みが湧いてきてグルグルグルグル、それの繰り返し。なんだか本当に不安と不満と恐怖に押しつぶされそうになって、それを少しでも考えないようにしたくて病院内をひたすら歩き回った。止まっていると爆発してしまいそうで。

大きなガラス張りのロビーの外には、梅雨空の晴れ間が顔をのぞかせていた。でも、僕は光を纏う雨粒に触ることもそこに近づくこともできない。僕はこの窓の外に行けない。涙が出そうだ。呼吸するのも忘れてる日々。

夕方、カフェから大部屋に戻ってみると前のベッドのM2男が別の人に変わっていた。

おやや。すると僕にも変化が。一気に心が晴れたのだ。ビックリした。すごく楽になった。

僕は相変わらず共同生活は苦手だ。もはや、何度かの大部屋生活でほぼ無理だと知った。でも、大部屋のメンバーが代わった途端、あら不思議。なぜか僕のいろんなストレスが一気に消えた。ほとんどのストレスの原因は解決してない。けど、ストレスが消えた。

ストレスというのは、コアとなるストレスが除かれると無くなるのかもしれない。

コアがあると、それが磁石のように小さいストレスもくっつけて肥大化させるようです。それがたくさんくっつけば、どんどんどんどん重くなって潰されてしまう。くっついていない小さいストレスなど、軽い軽い。ちょろいちょろい。

じゃあ、ストレスを感じないようにすればいいんだけど、自分で解決できるようなことはきっとストレスのコアにはならないんだと思う。

第140日目　せんせ・せんせ

勝負の採血日。採血は希望も絶望も持ってくる。ハッキリ数字が出るということはとても恐いことだ。

Y先生は本日外来なので、結果が出るのは夕方になります。僕はなるべく無心になる方がいいんじゃないかと思い、血のことを忘れ勉強を始めた。

そんななか期待が持てることもあった。ピックの消毒と管のフラッシュ※だ。これはいわば、退院の準備を予想させる。看護師さんは「前日からの指示だ」と言っていたが、今日この予定がキャンセルになっていないということは、ひょっとしたら明日の退院……。ニヤリ。

かなり心に余裕ができて少し饒舌になっていたが、ピックの消毒をしていた看護師さんが一言。

「でも、血小板は低いままですね」

「え？」

「あっ」

サクラチル

血小板ヒクシ

※フラッシュ：チューブに溜まった液を押し込むこと

看護師さんの「あっ!」には、「まだ知らなかったんだ〜。言っちゃった〜。うえ〜んえんえん」という真意が含まれていたので、血小板の詳しい数字まで追求することはしなかったが……そっか。

夕方、Y先生が来た。ドキドキ。

「白血球は1・8まで上がりました。ただ血小板が……」

が?

「2・3」


ひっく!


基準は15・8〜34・8。ドひきぃわ。もうダメです。病院勝手に出ちゃおうかしら。なんて冗談なような冗談じゃないようなことを考えているとY先生が
「……というわけなので、明日からの退院は怪我に注意してもらって……」

せんせーーーーーーい!

センセ、センセ、センセーーーーーイ!

仙聖!

検査項目	結果	正常値
白血球	1.8 ▼	3.3-8.6
赤血球	2.53 ▼	4.35-5.55
血色素量	7.7 ▼	13.7-16.8
血小板	2.3 ▼	15.8-34.8
CRP	1.1 ▲	0.3 未満

堂々としたギリギリの退院です。

(第140日目)

なんというサプライズ上手。感謝。血小板、ド低いけど恩赦みたいなものでしょう。あぁ、主治医。優しい主治医。

これで第3コース終了。長かったぁ。スケジュールとしては4週間が6週間。一時退院の予定は1週間。でもそれも延びちゃうのかな。まぁ、先の心配は後回しにして、とりあえず僕、お疲れ様でした。

第141日目　Tポイント※は貯まりますか？

さてと。出ます。11時半に母と待ち合わせ、病院を出発する前に第3コースの支払いを済ませる。えっと6月1日〜6月25日で35万円。

ぎょ、ぎょ、ぎょ、ぎょえー。

さっきまで退院できる喜びでスタッカートがかかっていた私だが、一気に表情がひきつる。デ・クレッシェンド。現在は親に支払いを立て替えてもらっているが、第3コースを合計すると70万くらい？　聞けない。現在どれくらい立て替えてくれてるのかを。ここからさらに第4コースも受けるのか。これはヤバい。

おい、骨髄聞こえているか、僕の心の叫びが！　これも回復力が衰えた人間の一種の副作用なのだ。君が働いていない今も、僕の体中の汗腺はフル稼働しているぞ。

※Tポイント：カルチュア・コンビニエンス・クラブが展開するポイントサービス

全身、冷や汗だらけ。高額療養費制度があるとはいえ、これはマズい。生きてても死んでしまう。

でも退院です。

第１４２日目　真田の子

今日は長野から友達のAくんが遊びにきてくれた。片道3時間で出発は6時半だったらしい。せっかくなので、長野県民には縁遠い海に向かうことにした。「海くらい知ってます」と強がっていたが、ビックリさせてしまうといけないので「とても大きな塩水でできた池を想像しておくとよい」とは伝えておいた。

時刻は午前11時15分。

Aくんが「お腹減りました」と言い出した。Aくんは大概いつも腹が減っており「いつも腹減ってバカみたいですよ、俺」と言っていたが、たしかにいつも腹が減っているのは決してインテリではない。

海の近くにあった老舗うなぎ屋さんに予約を取り目的地の海に向かった。少し砂浜を歩いていると貝殻が落ちていた。砂の詰まった持ちたくもない汚い巻貝だったが、「Aくん。波の音が聞こえるから耳に当ててみて」と当てさせた後「長野にはないいんだから」と言い無理矢理プレゼントした。勝手に捨てないようしっかり見張り、ちゃんと車内にまで持ち込ませた。

うなぎ屋の予約まではまだ少し時間があるので、カフェで休憩することにした。田舎の海岸沿いは正直あんまり栄えてはいないが、一軒のリゾートホテルがあった。僕はホテルのカフェが大好きです。実は楽しんでいるうちに貧血状態になっていて顔面が冷たいし視界が閃光でチラついていたので、休憩できるところが見つかり大変助かりました。危ないところだった。

通されたのはオーシャンビューのテラス席だった。少し暑いがこれがいい。ゆったりしているところに病院から電話がかかってきた。

「入院中に処方されていた薬を渡し忘れてしまいました。次の外来のときにお渡ししますので、ほんとうに申し訳ございません」

そういえば確かに。前回の退院時には広辞苑2冊分くらいの量のクスリを持って帰ってきていたが、今回は渡された記憶がない。まぁ、だからといって急ぎで欲しいわけでもないし次の外来のときで充分でしょう。僕は「はい」と端的に答え電話を切った。

その後Aくんは、うなぎ屋でうなぎの肝焼きをよだれを垂らしながら食ったり、カフェでアフォガードの発音を店員に修正されたり大いに楽しませてもらった。退院したら、僕は長野に遊びに行こう。

夜、熱くて寒い。嫌な予感。体温を測ると38・6℃。再入院の体温じゃん。

一旦寝てみて明日の体温で考えましょう。それにしてもなんでこんなときに薬を渡し忘れられてるんだろう。

夕飯のとき父に言われた「お前は友達いなそうに見えるけど、おるだな」。かなりグサリときたが、心に効く薬は処方されてなかったよなぁ……確か。

第143日目　グレースビットがいなくなった日

起床。37・5℃。下がったけど、放っておける程の体温ではない。今すぐにでも、渡し忘れられた薬たちを受け取りたい。僕には抗生剤のグレースビットが必要なのだ。

朝イチで大部屋の病棟に電話をかけた。

「昨日渡し忘れた薬があると聞きまして、すぐに欲しいので家に送ってください」

すると「薬は送れない」とのこと。「そっちが渡し忘れたんだから、じゃあ届けにこいよ」と言いたかったが、まだお世話になることを考えるとあんまり揉めたくない。

「取りにきてください」と言うので、保管している薬の種類を一応聞いてみた。

「―と、―と、―と、―です」

あれ？　グレースビットがない。そんなわけはない。僕は再度確認する。

「え？　グレースビットないですか。今の体調が『グレースビットを飲んでください』と言われていた状態なんですが」

「グレースビットはないです」

ない？　グレースビットが？

つい先日処方箋の代金の件で21日分のストックを確認したばっかですよ。ないわけないだろ。え？　すべて破棄されたのか。一体何が起こってるんだ？

「じゃあ結局必要な薬のストックがないなら、取りにいっても意味ないじゃん」と言ったら、「主治医に確認して折り返します」ということになった。

えーもうなんなの。めんどくせぇ。

そして着信。

「すいません。やっぱストックはなくて」

なんでなくなるんだ21日分が。

「主治医もあると思って、処方してなかったみたいで」

そりゃそうだ。だってつい先日にそのストック数の件で僕が質問責めにしたんだから。

「グレースビットを処方するには一回診察を受けてもらわないといけなくて……、今日来れますか？」と言われた。

なんか、オレばっか一方的に面倒が増えてないか。だいぶ気が立っていたが、対処しないことには心配なので「じゃあ行きます」と答えると「じゃあ、来たときついでにこの病棟に渡し忘れた薬を取りに来てもらえますか？」と舐めたことを言ってきた。

「それはそっちが内科の外来まで持ってこいよ」

ふざけんなコイツら。完全にバカにされてる。

というわけで、午後から電車とバスを乗り継ぎ1時間位。時間外外来という制度を使い、診察してグレースビットを手に入れてきました。

なんとも心身ともにハードな一日だった。でも薬をもらわなきゃどうなるかわかんないし、行くしかないじゃない。診察代の支払いのとき、自動精算機が言ってくれたよ。「お大事に……」って。

コッチは大事にしとるわ！

第150日目　町のサブカル担当

やや曇っていますが、今日は中学時代の友人Yくんが遊んでくれます。現在は京都に住んでいるYくん。わざわざありがとうございます。

Yくんは一度実家に寄って車を取ってから迎えにきてくれた。時刻は13時。

「俺はサブカル担当だから行き先は任せておいて」と無駄に自分でハードルをあげ、謎の目的地までのドライブがスタート。ちなみに彼に対し、サブカルのイメージはない。

車で1時間弱。今回、Yくんがサブカルとして僕に案内してくれたのは、公営のテーマパークだった。こんな緑溢れる公営テーマパークのどこにカウンターカルチャーの要素があるのか。とりあえず疑いの気持ちを前面に出し、僕はYくんに付いていった。しばらくするとある建物の前に着いた。

「あ、ここ。これやろう」

なんと、Yくんたってのサブカルは、けん玉作り。チョイスが渋ぃ。

体験できるのはけん玉の着色なのだが、見本に置かれているけん玉の着色がやたらうまい。毎日勤務するスタッフがデザインを熟考し、テクニックも磨いて作り上げた感じがすごく伝わってくる。

こりゃ、一朝一夕にはいいものができるものではなさそうだ。余計に作る気が無くなってきた。けん玉は無理そうだ。ほかは風鈴作り。いちいち渋ぃ！

こちらはマジックで着色するらしい。絶対上手くできん。手本を見ても、やはりコッチは冴えない。丸いツルツルのガラス面にマジックでいい感じに色が乗るわけがない。不安定な線が半透明のカラーになってフラフラとひかれているだけ。ちょっと僕には無理そうだ。それを感じ取ったYくんが、積極果敢に動き出した。

「俺、風鈴やろうかな」

多分、僕が「やらない」と言いだす前に動いたのだと思う。結局、二人で1つの風鈴を作ることにした。だがそれはそれで楽しそうだ。

デザインは決めた。ペンはピンク。柔らかな丸みを帯びた風鈴の、上に飛び出た突起を活かした作品。上品でアダルトないいものができました。風に揺れる短冊には、「夏しぐれ 京《みやこ》に揺れる母の味」という句を詠ませていただき、Yくんにプレゼント致しました。まぁ、プレゼントと言っても彼がお金を出して体験したんですが。

風鈴作りを終えて、車に戻ると僕らは暇になった。自らサブカル担当を謳った彼だったが、彼のサブカルは、けん玉作りと風鈴作りのわずか2つで底をついた。


底が浅ぇ！


確かにサブカルとは何かと問われれば、僕も具体的には答えられないが、Yくんよりサブカルが身近にありそうな気がする。ずっと駐車場にいるのももったいないので、とりあえず出発してみてもらった。目的のないドライブ。しかしYくんが凄かったのはここからだった。なんとYくんは自らサブカルを生み出したのだ。

サブカル新時代の幕開け。二代目藤原ヒロシ。それはただ、若い女性が多そうな土地に向かい続けるというドライブだった。だが、このサブカルが否応無しに楽しい。次から次へ新たな土地へ。

「今は何時だから◯◯かな」「ここからなら××経由で△△に行こう」

Yくんの提案力の豊富さ。彼のテンションはグングン上がりサブカル指数も急上昇。大きな成長を感じる。

最近つらいこと（離婚とか）があったYくん。かなしみ（離婚とか）や憤り（離婚とか）がアクセル・ブレーキに連動し、遂には市をまたぐ程、若い女性を求め続けた。

Yくん。僕はドライブはもちろん、君がとても興奮している姿を見られたことがすごく楽しかったよ。

今年の夏は、京都の空にサブカルの音が響く。

第１５５日目　こけしみずでございます

今週も地元の友達Oくんが遊んでくれる。本当に本当にありがたいです。午後から、日本庭園に行くことにしました。隣の市にこんなところがあったとは。雨の湿度が庭園をしっとりと色めきだたせている。日本家屋の中では抹茶が飲めるとのことで、そちらを注文して庭を眺める。

染みるねぇー。

庭と縁側と畳部屋が全て突き抜け、一体の空間を作り上げている。この開放感と家屋の安心感。日本はとても素敵です。興奮する心とは裏腹に逆に気持ちは落ち着く。そこへ抹茶と和菓子が届いた。

「こけしみずでございます」

コ、コ、コ、コ、コケシミズッ！

コケシミズでゴザイマス

こけしみずという名の和菓子。こらまた上品な名前。染みるねぇ。

そのあとOくんに山道をドライブしてもらいその先の海へ向かった。ドライブ楽しいなぁ。数十分かけて頂上までたどり着き、下りに入ったすぐのことだった。なんと電柱サイズの倒木が道を塞いでいたのだ。なんということだ！　ここまで来て残念だが引き返すことになるとは。

「向き変えて引き返すしかないね」

僕はそう悲観したが、Oくんは違った。

「……いや」軽く否定し、車を降りる。

「え？」

すると彼は躊躇することなく倒木へ向かい、そして！　なんと！　その巨木を両手で抱え、側溝へ放り込んだのである。

日本昔話か！

なんという怪力。彼は、「なにが？」と言わんばかりに手についた汚れをパンパンと叩いている。あの巨木が……。すげぇ。
やってることはクボタの重機と同じである。人型重機。動力はコケシミズ。

検査項目	結果	正常値
白血球	2.3 ▼	3.3-8.6
赤血球	2.75 ▼	4.35-5.55
血色素量	8.7 ▼	13.7-16.8
血小板	10.4 ▼	15.8-34.8
CRP	0.3>	0.3 未満

血小板がだいぶ増えました。そのせいで第4コースです。最後の闘いにするつもりです。（第154日目）

第4コース

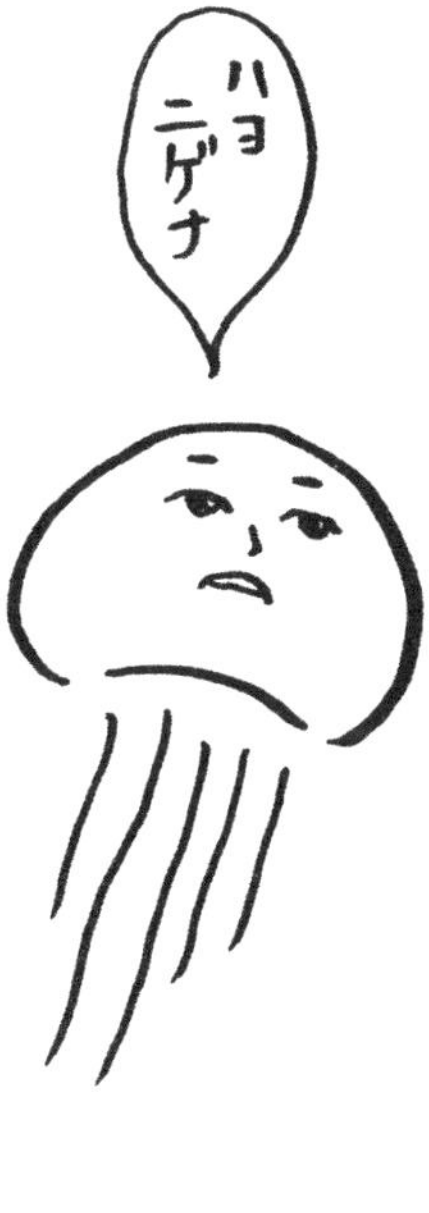

第159日目　カエサルのギャグ

昨日から前回と同じ病棟で入院が始まり、久しぶりに病院での目覚め。起床時間は6時。だが5時にバキッと目が覚めてしまった。気持ちとしては二度寝をしたいところだったが、出来そうになかったので小説『関ヶ原（中）』を読む。

本日の採血をし、先生が来た。今後の予定の確認。

「今日は歯科で、明日からキロサイドを始めましょう。回復がだんだん遅くなってきたので、今回はキロサイドを5回のところ、4回に減らします」

どうぞ、よろしくお願いします。

歯科では、ちかごろキンキン痛む下側左右の奥から2番目の歯を中心に診てもらった。「知覚過敏ですね。おそらく、抗がん剤の副作用で歯茎が痩せたことと、治療済みの歯なので神経が外の刺激から近くなっているんでしょう」

僕もおじさんになったなぁ。痔で五十肩で知覚過敏。そこらへんのおじさんよりおじさん。おじさんは体が痛い。

大部屋にいると、向かいのベッドの人に話しかけられた。Iさんといって68才の人だった。現在は悪性リンパ腫のための治療中で、僕と同じ血液内科のクリーンルーム待ちの人だった。何度も治療を繰り返しているみたいで、僕の頭を見て「ひょっとして」と思い、話しかけてきたらしい。日焼けした健康的な肌ツヤで体型も適度に筋肉がつきシュッとしてて、性格的にもエネルギッシュですごい健康体に見えるが、みんな事情がそれぞれあるものだな。

……では失礼して。

それ以来、Iさんはずっとカーテンを開けっ放しにして「いつでもしゃべりかけてよ」って感じの雰囲気を出している。Iさんはかまってほしいのか「お、雨が降ってきたな」とか、独り言でのアピールが強い。寂しがりで人と話すのが好きなのだろう。

一方、僕は一人も大丈夫な人。テレビ見てたい人。ま、悪い人ではないのでね。僕はその独り言を聞いたうえで聞こえてないふりをしてますが……。イヤとかそんなんじゃないです。ただ、しゃべったとして話が盛り上がっていく予感がしなかったという、ただそれだけのことだったのです。

ただ、そのフランクに話しかけてくれたおじさんが、なんと。なななんと！　大部屋で電話を。

なぜきみがそんな愚行を！

ジュリアス・シーザーの往年のギャグ「ブルータス、お前もか」※状態です。

今回の大部屋に関しては室内の電話など腹立つことがあったらバシバシいこうと思っていたのだが、相手がまさか自分に好意を寄せて近づいてきてくれた人とは。まるでアムロとラン

※「ブルータス、お前もか」：シェイクスピアの『ジュリアス・シーザー』における台詞。共和政ローマ末期の独裁官ガイウス・ユリウス・カエサルが叫んだ言葉

バ・ラル※。こりゃ言えんわい！　なぜ、君がやってしまうかねぇ。しょうがない。一回だけだぞ。今回はこちらが折れることにしよう。

僕の隣のベッドの人はボケているのかな。

看護師さんの声が聞こえてきた。

「ハイ、おクチをあけてくださーい」「……」

「はい、開けてくださいね」「……」

「おクチをあけてくださいね〜…それ、思いっきり閉じちゃってるから。逆、逆！」

ドジャーん！　でた！　めっちゃ面白いやん。声しか聞こえないので、なんでクチをそんなに開けようとしないのかな、と思って聞いていたけど、「逆、逆」って、いいねぇ！　やりとりはさらに続きます。

「それなら、『アー』って言って口を開けてみてくださーい」「あー」

「それ『い』のクチになってるから！」

サイコウ！

それにしても〃い〃のクチの割に「あ」の発音が上手かったな。ということで、今回の大部屋はこんな感じです。

検査項目	結果	正常値
白血球	2.2 ▼	3.3-8.6
赤血球	2.61 ▼	4.35-5.55
血色素量	8.6 ▼	13.7-16.8
血小板	11.2 ▼	15.8-34.8
CRP	0.3>	0.3 未満

せっかくここまで上がって来たのに。抗がん剤は無慈悲。（第159日目）

※ランバ・ラル：『機動戦士ガンダム』より

第１６０日目　アウトサイドキロサイド

午後から今回の治療がスタートしました。30分の吐き気止めと3時間のキロサイドを12時間毎に一度。1日2回です。今日は抗がん剤初日なのでゆっくり治療を受けたいと思ってましたが、なんと大部屋の床にワックスがけという病院側の予定が入ってましたので、抗がん剤の点滴はエレベーターホールで始まりました。

いまお世話になっている病棟は、腎臓内科がメインの病棟であり看護師さんたちは点滴にあまり慣れていないのか、すんなりいかない。ペース配分が悪く、終盤にかかり3時間で終わるとは思えない量が残っている。結局、後半はものすごいスピードで抗がん剤を落とすことになった。

スピードと　スリルに散らすな　この命※

結局、予定では3時間のところが4時間。そのおかげで、看護師さんとは少し仲良くなれましたけど。

となりのベッドの人はやはりボケてしまっているのか。もともとナースコールをめちゃくちゃ押す人なのだが、ナースコールを押してスピーカーから看護師さんの反応が返ってくるほ

※スピードと　スリルに散らすな　この命：交通安全年間スローガン／平成元年／運転者向け「佳作」／一般財団法人全日本交通安全協会　毎日新聞社）より

んのわずかな間に寝息をかいていたりしている。別のときにはボタンを持ったまま寝てしまったらしく、睡眠中にナースコールを鳴らしている。スピーカーからは看護師さんから「どうされましたか、どうされましたか」と声が聞こえてくるが、当人は寝ているので返事はない。しばらくしてスピーカーの接続が切れるが、ボタンは押されたままなので切れた瞬間またナースコールが鳴っている。看護師さんは大変だ。

「おおきいトイレにいきたい」

彼は看護師さんに相談し始めた。看護師さんは「じゃあ、オムツでいい？」と聞いたが、「オムツじゃダメだ」という。

僕的にもダメだ。なるべくなら妥協せずにトイレに行ってほしい。

「でも、さっきちゃんと出たばっかじゃん」

でもさっきちゃんと出たんかい！

「そうなの？」

そうなのーう！

もううんこしたのか、出そうなのかもわかんなくなっちゃって。なかなかの強者だと思います。

第161日目　はげまし係

朝から体もだるく午前は寝て過ごす。お昼になって改めて熱を測ってみる。ぎょえ〜。まさかの38℃超え！　まったくの想定外。今回、熱までのペース早くないっすか。病院側に熱がバレると自由が制限されそうなので、ちょっと黙っておいて寝とこう。

今夜はすっごい楽しみにしているテレビがあります。19時からプロ野球の祭典、マツダオールスターゲーム2016。楽しみだなぁ。先発は誰が出る？　とにかくオールスターは初日の最初が一番熱い。オーダーがオールスターのなかのオールスター。さぁ、ピッチャーは？　4番は？　夕食を食べながらじっくり楽しませてもらおうじゃないの。

しかししかーし、予定外のことが起きた。それは放送2分前のことだった。

「ねぇねぇ。おーい。おーい？　ねぇ、おーい……」

ピッチリ閉めたカーテンの向こうからすっごい僕の名前が呼ばれている。聞こえてない。僕には聞こえていない。

聞こえていないんだ。

「おーい、おーい。ねぇ」

Iさん……。もはやスヌーズ※機能のようだ。しっかり停止させるまで止まらない。ずっと大きな声で、名前を呼ばれているのもさすがに恥ずかしい。個人情報の流出。それに、名指しで長時間呼ばれ続けることを無視するのは限界がある。あぁ、野球が始まるというのに……。

「あ、はい」

今気がついたような演技を入れて、カーテンを開けた。

内容はIさん本人の治療スケジュールが決まり、病気と治療への恐怖心を改めて感じ始めたこと。それと、15年前の抗がん剤のせいで内臓を傷めたり人工股関節になってしまったことなどだった。

内容はとにかく僕を不安にさせるようなものばかり。僕の役割といえば話を聞き「大丈夫ですよ」と「大変ですね」で励ます係。なぜ僕が。僕もまぁまぁ同じ側なのに、なぜ人を励ましているんだろう。

うぅ、そんなに盛り上がってねぇのに、なげぇなぁ……。いま何回だろう。早く野球見たいなぁ……。

それが30分。やっと終わった。

テ・レ・ビ。テ・レ・ビ。や・きゅ・う。や・きゅ・う。

急いでカーテンを閉め、テレビを点けた。

※スヌーズ：目覚まし時計が最初に鳴りはじめてから一定時間ごとに何度も鳴らす機能のこと

４回っ！

先発ピッチャーはもう交代してるし、試合もかなり展開してる。野球を見ながら食べようと思っていた、夕食もとっくに冷めていた。

第１６４日目　幻のニホンオオカミ

昨晩のことだ。隣のおじいさんが泣き叫んでいた。

「いたーい。いたーい」

ピンポーン。ナースコールが押され、看護師さんがやってきた。

「はらがいたくて、ねられん」

「どう痛みますか？」

「うーん……。とにかくいたむから先生よんでー」

「この時間はもう先生がいないから、明日聞いてみましょう」

看護師さんも慣れたものなのか、あんまり取り合わず軽くかわす。おじいさんはもはやオオカミ少年のような扱いだ。

それでも時間が経つと何度もナースコールを押し「いたいー、いたいー」と言っている。と言ったかと思えば、寝ている。う〜む。でも大丈夫か？

心配だ。

翌朝。

隣の人は回診に来た看護師さんに昨晩の苦しみを吐露し始めた。

「きのうはべんぴで、はらがいたくてねられんかった」

腹痛の原因は便秘だったか。しかし待てよ。このじいさん。ちょっと前まで下剤を多用しすぎて下痢になっていたのを僕は知っている。それに看護師さんのこの発言。

「オムツ汚れちゃってるので、交換しましょう」

出とらっせるて。ベン出とらっせるて！


夜中の嘆きは何だったんだよ。それになぁ、おたくのオムツがだなぁ。なんとなぁ。なんとなぁ。俺とのカーテンのすき間に落ちてきてるのよ。まさか使用済みじゃないだろうなぁ！

これじゃあなぁ。これじゃあなぁ！　嘆きたいのはコッチの方なんだよぅ！

今日の午前中で第4コースの抗がん剤は終了しました。ちょっと体調も芳しくなかったの

検査項目	結果	正常値
白血球	1.6 ▼	3.3-8.6
赤血球	2.30 ▼	4.35-5.55
血色素量	7.3 ▼	13.7-16.8
血小板	7.0 ▼	15.8-34.8
CRP	0.5 ▲	0.3 未満

上がっては下げられ。上がっては下げられ。わしゃ3Aのマイナーリーガーか！（第165日目）

で、気持ちの面で少し楽になりました。体はまだ違和感だらけですが、ちょっとでも影響が無くなってくるといいな。ただし副作用はここから。いつも通り、神に頼ります。二礼二拍手一礼も慣れたものです。

明日から個室での治療が決定。最後のカフェにも行きました。

体はツラいです。弱くなっているし、体力ないし、常にどこか気持ち悪いし、貧血気味だし、グッタリしてて精神的にストレスもかさむし。でも、明日からの個室というのは、ゴールに進んだということです。

抗生剤のグレースビットが始まったのもそうゆうことです。

第１６８日目　天才オランウータン

昨日の下痢は落ち着いてきた。夜に飲んだ下痢止めのおかげか、それとも下痢の時期は過ぎ去ったか。とにかく楽になって良かった。尻に痛みはあるので、ヘモポリゾンだけは注入しておいた。

今日は昼食後に、昨日両親に買ってきてもらったバナナを食べようと目論んでいた。おいしそうなバナナーヌ。

別にバナナ好きではない。バナナ自体も何年ぶりだろう。でもこの凄まじいバナナ欲。そんじょそこらの軽いモラルやルールでは止められない。もはや気持ちは、人間社会に溶け込んだ比較的天才なオランウータンである。だから、今日の昼食は食事とは思っていない。ただのバナナを食べるためのおクチの準備体操。そのはずだった。だのに。だのに！

朝の採血結果で今日の昼から生食禁止になった〜。

うおぉ〜。天才オランウータン大混乱！

そんじょそこらのモラルやルールではない。これはまさかの死活問題！　こんなことになるんだったら、もっと早く食べてしまえば良かったのだ。正直、今日の昼食後に食べようと決めた、昨晩からとっくに食べたかったのだ。だのに、もっと美味しく食べようなどと、生意気にも我慢による幸福感の増幅を狙った。欲にまみれたオランウータン。心貧しいオランウータン。それが私なのだ。

もはや、余計バナナが好きだ。しかしバナナはもう……。そうだ、黙って食べてしまおうかしら。いや、無理だ。ゴミ箱は完全管理されている。ならばバナナの皮をトイレに流すか……。いや、そこまでして禁を破るのもさすがに気が引ける。

諦めよう。

最後に持ってみたが、いい色、いい重み、いい形。美人なバナナ。

検査項目	結果	正常値
白血球	0.2 ▼	3.3-8.6
赤血球	2.29 ▼	4.35-5.55
血色素量	7.4 ▼	13.7-16.8
血小板	3.1 ▼	15.8-34.8
CRP	0.3 ▲	0.3 未満

森に帰りたい…（第168日目）

～ 天才オランウータン ～

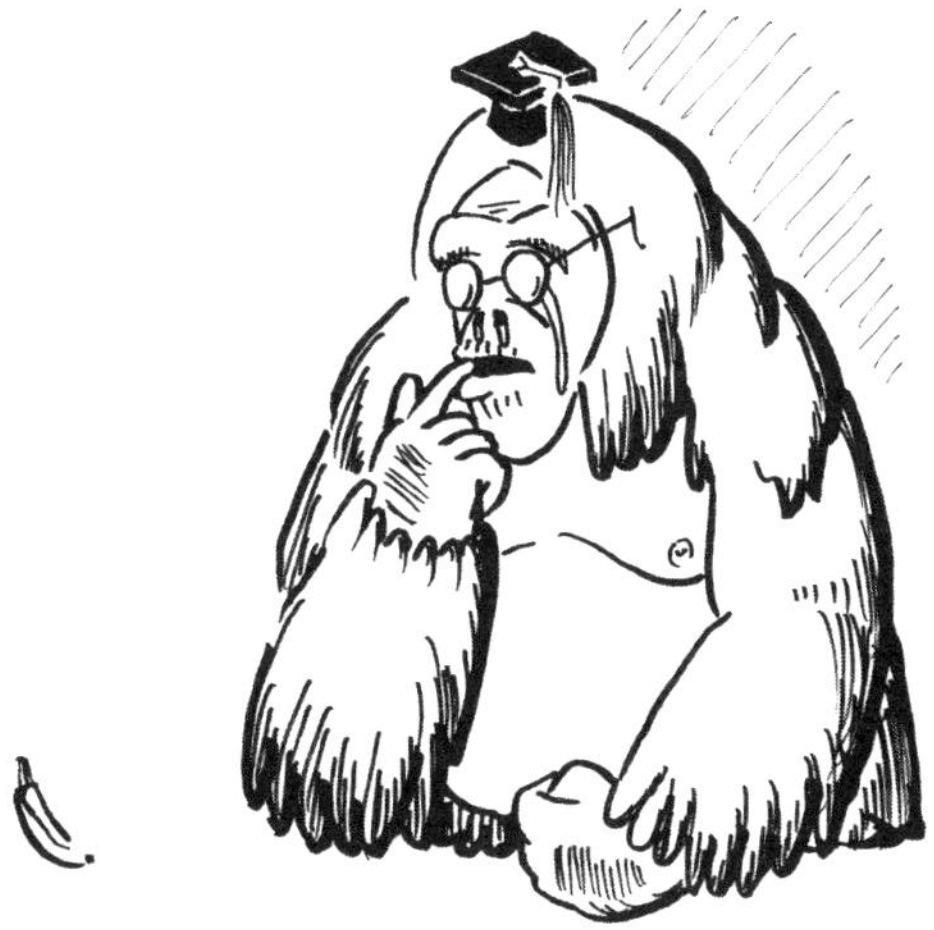

ウ～…。ウ、ウ、ウ…、ウホホ～ん！！！！

次、飼育員さん（両親のこと）が来たときに持って帰ってもらおう。

本日、社会的ニュースが。日本にて「ポケモンＧＯ」※が配信されました。なんだかワクワクする。さっそくダウンロードした。キャラを作りマップが表示された。

あ、ポケモンだ。僕の病室にもいる。ゼニガメだよ、ゼニガメ。モンスターボーッル！　おら、おら！　当たんないぞ。おら！　おら！　お〜ら！　やったー。

結局、ボールを５つも使ってゼニガメを捕まえた。そして、このゼニガメとの出逢いが、僕をポケモンマスターに導く、はちゃめちゃアドベンチャーの始まりとなるのだ。

さぁ、部屋を出発。クリーンルームエリアの廊下を歩いた。冒険は終わった。世界がせめぇ！

第１７０日目　ゾッ

少し熱っぽいが37℃台で落ち着いています。これぐらいならまぁ普通です。このままで前回より楽に終わってくれることを祈ります。

お菓子も美味しい。ジュースも美味しい。プリンも美味しい。まだ歯茎は綺麗な桜色。まるでコスモスのような桜色。コスモスのような桜色……。わかりづれぇわ！

なんてね。自分で自分を処理したりして。

※ポケモンＧＯ：「Pokémon GO」より／ナイアンティックと株式会社ポケモンによって共同開発されたスマートフォン向け位置情報ゲームアプリ。対応プラットフォームは Android と iOS

今日もポケモンＧＯやってます。ナースステーションでは「僕がポケモンＧＯにお熱でクリーンルームエリアを歩き回っている」という話になっているみたい。ベッドでやってるだけだけどなぁ。なんだか恥ずかしいよ。

僕は配信当初から、病院にゴーストとかゴーストのお化けのポケモンがうじゃうじゃいたり、それか一匹だけ病院の端っこのほうにずっといたらめちゃめちゃ笑うのになと思っていた。

それが今日、なんと出ました！　ゴース！

病院で捕まえたことに意味があります。

いやぁ、うれしいな。ゴース一匹目。遂に出たなぁ。うん。いままで出なかったけど、やっと出た。本当に期待してた通り捕まえられた。ほんといままで出なかったんだけど、急にでたなぁ。

急に。どうして…。前触れもなく…。病院で…。ゴースが……。

でたぁあああああああああぁ〜〜〜ッッッッッ！！！！！！

第１７３日目　治る恐怖

変な夢を見て、そのまま午前3時30分くらいに目が覚めてしまいました。そこから考え事をしてしまったらなかなか眠れなくなりました。

治療はありがたいことに順調に進んでいる。このままいけば地固め療法を含めた全４コースが終わり、僕は再び社会に戻ることとなる。再び外の世界で自由に暮らしていける。

しかし、正直な気持ちを言えば、嬉しさと同じくらい不安もある。自分に自信がない。退院することが恐い。

果たしてこんな大きな十字架を背負って、僕は社会人としてしっかり収入を得て生活ができるだろうか。

僕は抜群に頭がいいわけでもなく、かといって体力自慢でもない。健康状態には急性骨髄性白血病寛解という病歴がつき、再発の可能性も秘めている。人々を驚かせるような特別な経験を持ってもいない。持っているとすれば急性骨髄性白血病くらいなもので、やはりこの経験は大きくマイナスに作用する。

もはやまともな会社が雇ってくれる可能性はかなり低いだろう。働けたとしても常に労働力不足のブラック企業かもしれないし、非正規雇用の低賃金労働が精一杯かもしれない。もしかしたらどちらも無理かもしれない。生きることが必ずしも幸せに繋がるようには、病気を背負ってしまった僕には単純に考えられない。僕は自分に自信がない。

一体なぜこんな病気になってしまったのだろう。大病は、病気で生きるか死ぬかだけの話ではない。生き続ける限り自分の傷・欠陥・汚点として付きまとい、足かせとなる。

だれも冬物コートのアウトレット商品に正規品の価格は払わない。それでも、温かくなければ文句を付けられる。大病を経験した人間とアウトレット商品は限りなく近い。

そんなことを考えていても結局いまは、死なないために治療を行っている。

でも人間は死ぬ。これは決まっている。だから、死なない努力は叶わない努力。そう考えると、生きている間に何かをするというのが生まれる意味だ。

じゃあ今の僕は？　生きている間に為すべき「何か」が治療という「死なない努力」ということになっている。となると治療というのは死なない努力だから叶わない努力。叶わない努力をしているということは何もしてないのと同じで、生きている意味はなかった人となる。

僕は、このさき生きていくことに自信がないし、退院に対し不安と恐怖も感じているが、それでも死なない努力をしたことで得た生存期間が、僕の何かを為すことの布石だったと後々振り返れるようになるのが、これからの僕の為すべき「何か」なんだと思う。


現在、ジフルカン※という薬を飲んでいますが、やたら余っている。絶対おかしい！

今日来てくれた薬剤師Pさんに、聞いてみ……て……いる……途中に気づきました。

「あ、1回2錠だったの。あら、そう。1錠でいってました。えへへ」

えっと〜。とりあえず笑っておきました。

検査項目	結果	正常値
白血球	0.1 ▼	3.3-8.6
赤血球	2.12 ▼	4.35-5.55
血色素量	6.7 ▼	13.7-16.8
血小板	2.3 ▼	15.8-34.8
CRP	6.7 ▲	0.3 未満

白血球は少ないんですが、今回はCRPも上がらないので体が随分楽です。（第175日目）

※ジフルカン：カンジダ属とクリプトコッカス属による深在性真菌症と、造血幹細胞移植患者における深在性真菌症の予防の適応がある薬

おかしいのは僕です。

第１８４日目　努力の成果をかなえる日

リオオリンピック初日から、たくさんメダルを取っていてすごいですね。メダルを取って喜んでいる選手も、メダルを取れたけど喜べない選手も、メダルを取れなくても納得している選手も全員応援しています。僕からしたら期待しかしてないです。怪我に気をつけて。

世界一になろうと闘っている人がいる一方で、ベッドでゴロゴロしている人間もいます。
☆☆☆ぼっくでぃース☆☆☆
頑張ってベッドでゴロゴロしてまぁース。テレビ見てマンガ読んでまぁース。ネット見てポケモンＧＯやってまぁース。これらに飽きたときは、抜けやすくなった鼻毛をずっと抜いてまぁース。鼻の穴の魔窟の見えない宝（鼻毛）を探し始めると、なかなかやめられないでいまぁース。「これでもか」「もうないだろう」と悪戦苦闘しながらトレジャーハンターやってまぁース。ＮＯ・１になれないけど、特別なオンリー１※しちゃってまぁース。
未来がめちゃくちゃ不安でぃーッス★
入院中の贅は尽くしました。じゃあ今日。仮に僕が入院していなかったら何をしていたか。そうですね。中小企業診断士の試験を受けに行っていますでしょうね。昨日・今日と２ｄａｙ

※オンリー１：ＳＭＡＰ「世界に一つだけの花」より

sで。受験料も納めておりますしね。
ど畜生が！
治療長引きすぎなんだよ！

第190日目　まだ見ぬ患者仲間

治療自体は終わり、今は朝晩の抗生剤を飲む程度です。第4コースの抗がん剤も順調に進み、この血球上がり待ちの毎日が本当にキツい。このキツさは体調ではなく、精神的な意味で心が追い込まれる時期。惰性の時期。

前回もツラかったなぁ。体調に問題がないだけに自由と拘束との葛藤の毎日。でも今回は前回よりすんなり進みそうな予感。数字も順調に上がっているから。その証拠に月曜日に大部屋への移動が決まりました。個室がいいけどお金かかるしね。あと、この個室が空くのを待っている患者さんだっている。僕が、だれかの治療の邪魔になるようなことは絶対したくないし。

検査項目	結果	正常値
白血球	0.7 ▼	3.3-8.6
赤血球	2.86 ▼	4.35-5.55
血色素量	8.8 ▼	13.7-16.8
血小板	4.2 ▼	15.8-34.8
CRP	0.7 ▲	0.3 未満

回復は順調です。ということは、血液内科とのお別れのときも近づいてきています。（第189日目）

だからといって、僕の未来の大部屋よ。しっかり静かで穏やかなメンバーを頼むよ。静かで穏やかな可愛い女性たちを頼むよ。それに加えて、会話も弾むようないい感じの子だよ。清楚でときに大胆で。知性も持った大人っぽい、それでいて無邪気な一面を持ってる娘たちだよ。

ごはんの時間は毎回違う子が「一緒に食べよ」って言って来てくれる感じだよ。ただ、見たいテレビがあるときは放っといてくれるような引き際もわかってて、毎日いろんな話をして、共に笑い共に憤り共に高めあえるような仲間たちだよ。

それで最終的には女の子同士が気づいてなかっただけで、全員が僕のことをいい感じだと思っていて僕が退院する日にはみんな少しだけ泣いていて「なに泣いてんだよ。別にまた会えばいいじゃん」と励ましつつも僕自身も無理した笑顔を見せて。それに胸がいっぱいになった女の子たちが抱きついてくる感じが最低限の希望だよ。

多くは望みませんからね。近からず遠からずでいいんで。そんな感じの大部屋で今回は頼みます。まぁ、実際のところ異性同士の大部屋にはならないように配慮されていると思います。

今夜は、少し素敵な夜になった。僕は個室で生活している間、暮らしが閉鎖的にならないように寝る直前までカーテンは閉めない。そったらぁ。20時30分頃。空が光りました。

花火！

あー、うれしい。今年は花火なんて見られないと思ってた。頭の片隅にもなかった。僕はこの病院近辺の土地勘もなく、窓から見えてる方角もよくわからない。わかってもどこの町の夏祭りなのかもわからない。でも、たった5分～10分くらい、音も聞こえないくらい遠くの花火だったけど僕は花火を見た。最高です。すごい綺麗でした。

花火の街の人、夏祭りやってくれた街の人。入院している僕の部屋の窓からあなたたちに元気をもらいました。僕のための花火ではないにせよ、空に広がる度に元気をもらいました。感謝の気持ちでいっぱいです。ありがとうございました。

必死になってｉＰｈｏｎｅのシャッターを押しました。

第１９１日目　D

だいぶ血球が増えて明日から大部屋に行ける状態。今日は大学の友達がお見舞いに来てくれることになった。やっとシャワー以外の予定が入り、なんだか一日の充実感を感じる。久しぶりに会うんでちょっと緊張してますが。

昼から来てくれるので、それまでに行水を。なんだか乙女っぽくて気持ち悪いけど、やっぱ、そこは清潔でありたいでしょ。ピックの部分にサランラップを巻くために来てくれた看護師Ａさんが「今日、旦那が子供たち４人で『ワンピース』※の映画を見に行ってるんだよねぇ」と言っていた。ということは、僕がめちゃくちゃ求めている来場者特典のコミックスが４つも手に入ると言うことか！

ほすぃい、ほすぃい〜

※『ONE PIECE』（尾田栄一郎著／集英社）より。

まさか〝ひとつなぎの大秘宝《ワンピース》〟とはワンピース777巻なのではないのか。僕は脅迫するわけではないが、とても嫌らしい交換条件を提案した。

「あ、じゃあこの前壊しちゃった僕の開運子宝のお守りの件は、その特典と引き換えで許してあげましょう」

「あ、ホントぉ？」

まぁ、こんな冗談が言いあえる程、みんなと仲良くなれてます。ただ残念なことに、病院の人と患者の間でのモノの受け渡しは禁じられているっぽいです。でも、みんなとはゴムゴムの仲良しです。あ、ゴムゴムの仲良しって下ネタじゃないですよ。あの、単純に仲良しです。僕はそう思ってます。

大学の友達は14時くらいに来てくれた。Wくんはものすごい体つきになっていた。二代目新加勢大周こと坂本一生を彷彿とさせるパンプアップされたデカい上半身。

彼は「米ばっか食っとるから、6kg太っただけ」と言っていたが、すごい体だ。かたやSくんはあいかわらず男前だ。彼はこの先も男前として生きていくのだろう。それも一生。男前からは逃れられない。呪縛。運命。……いいなぁ。

いつもは一人で興奮してる甲子園も、今日は3人で見ている。劇的な大逆転劇に大いに震えた。そしていつもは一人で捕まえてるポケモンを今日は3人で捕まえた。ポケモンって、誰か捕まえても居なくならないんだね。へぇ〜。あれ？　病気の話ってしたんだっけ？　あんま覚えてないわ。

ああ、もう今日は本当にいい一日だった。興奮して話していると貧血になりそうだったシーンもいくつかありましたが幸せで嬉しかった。その証拠に、結果として3時間ぐらい居てもらった。帰らせたくなくて。今日は本当にアリガトウございました。

第192日目　大部屋イップス

本日、ここの血液内科を出ることになります。個室から大部屋へ。本当の闘い。

先生のスケジュールでは「金曜日に採血して、回復が見られたら土曜日に退院としましょう」となっています。

5泊!!　長いが、ここが僕の天王山。毎日逆算して退院までカウントダウンしていこう。ただ、少しイップス入ってますけど。

6人の大部屋に案内され、僕は運良く窓際のベッドだった。内側の人、イヤだろうなあ。そして、大部屋移動とほぼ同タイミングで今日も中学の友達がお見舞いに来てくれた。

Oくんと K くんと W くん。みんなと遊べるなんて最高の一日だ。さぁ、大部屋はさっさと後にしてみんなでカフェに行きましょう。でも、オレは気づいてたぞぉ。だれだぁ?　イヤホンを使わずにテレビを見てたヤツいたなぁ。イ……イライラがぁ、溜まるぅ…。

久々のホットコーヒー。自由の味。自由の香り。

Kくんの、飼っているメダカの水槽にカルキ抜きをした水を丁寧に入れ替えた話や、Wくんの、野球部の練習中にプライベートでたまたま近くに来ていたプロ野球選手が現れ、グローブを貸したが返却のときお礼も言われずその辺に置きっぱなしにされていた話や、Oくんの野球部の先輩がダウンスイングを忠実に行い過ぎるのでバットに当たっても打球が全然前に飛ばない話とかを聞いた。

笑った。興奮させられると危ない。貧血しちゃう。

お昼ごはんは病院にある食堂に行った。ベッドに昼食は届いていると思われるが、今日はいいか。それに、僕は初めて病院の食堂でごはんを食べる。ちょっとテンション上がる。

僕は、塩ラーメンを頼みました。どうだ、この湯気の量。引くほど熱そうではないか。健康人たちはこんなものを食べているのか。普通に恐い。

Wくんは変なカレーを食べていた。カレーライスにブロッコリーが3つ載っている。なんと魅力のない食べ物だろう。

「なにこれ?」と尋ねると「これSPカレー。普通のカレーが360円で、SPカレーが560円だよ。スペシャルだからカツとか載っとると思うじゃん! これ絶対頼まん方がいい

検査項目	結果	正常値
白血球	0.7 ▼	3.3-8.6
赤血球	2.88 ▼	4.35-5.55
血色素量	8.7 ▼	13.7-16.8
血小板	2.1 ▼	15.8-34.8
CRP	0.3>	0.3 未満

8月15日はやっぱり少し切ない。そしてなんと奇跡的にも、上記採血結果の和から6.53を引くと8.15になります。まぁ 6.53は何にもかかってないですけど…。(第192日目)

よ」と警告をくれた。

僕も、スペシャルの看板を背負わせるには、ブロッコリーでは少し荷が重いと思った。

そのあと、ポケモンＧＯをやって、ジムリーダー譲り合って、取り合って夕方ぐらいにみんな帰っていきました。ありがとうございました。世間はお盆です。

第１９３日目　大部屋糞尿痰看護師ウイリアム・テル

ここであと４泊するんだなぁ。すでに精神的に追い込まれている。

僕は腎内科というところの大部屋を間借りさせてもらっているが、周りの人たちの病気のことはよく知らない。何を苦しんでいるのだろう。だが苦しそうだ。

痰が絡む音、「しっこが出てない」「ズボン上げましょうか」「ちよっとパンツ汚れちゃってますね」とか。えげつない情報が、まるで強風に舞う粉雪のように無重力に吹き荒れる。視界は不良だ。ひょっとしてカーテン一枚を隔て、おじさんたちの糞尿痰がカーニバルしているのかい？　何が５人のおじさんたちに起きているんだ。

知りたいが知りたくない。知りたくないが、知っておきたい。

ねぇ、おじさん。出てるのかい？

そこで、そこで糞尿が出ちゃってるのかい？　出しちゃってるんだろ？

オレは……オレはもう……。うわぁぁあ～!!

今日は週に一回のピックの消毒日。腎内科ではあまり機会がないということで、ＯＪＴを含め４人の看護師さんがやって来た。

心臓付近から血管を通り左腕から出たピック。そこの侵入部を消毒してもらい、最後に管が動かないようにテープで固定するのだが、テープで固定した後、メインでやっていた看護師が、なぜだか管を引っ張り始めた。雑に。

は？

「ちょっと恐いからやめて」と言ったが「固定してるから大丈夫」と言われる。

「え、こわいこわい」

「大丈夫、大丈夫」

アイツなんだったんだろう。今思い出してもすっげえ腹立つ。

引っ張る意味あります？　固定してるっていっても、ただの医療用テープでだよ。もし外れてズルズルって管出て来たらどうすんの？　その結果、心臓付近の血管が傷つかないの？　僕にとっては心臓を相手に預けているような気持ちなのだ。マジで「やめろ」って突き飛ばしたかったけど、管を持ったままバランス崩されたら最悪なことになってしまうと思ったので、何度か言葉で懇願したのだけれど。

「安全装置してるから」と言って、ピストルの銃口を眉間に当てられたらどうですか？「恐い」「やめて」って言うでしょ。そしたら「大丈夫だから」って言われるんですよ。大丈夫だとしてもやめてほしくないですか？　だって相手ひとつでコッチは死んでしまいます。もし相手が安全装置を外したら。無理矢理ピックを引っ張ったら？

だから僕はバカに対し、精一杯気を使ってお願いするしかないのです。勝手に僕でウイリアム・テルごっこをしないでくれ。やるならせめて、親父か役人にしてくれ。息子の役はツライ。もしかしたら医療従事者からしたら「それくらいお前が我慢しろ」ってことなのかもしれないけど、さすがに心臓近くに関係することは患者の「やめて」に耳を傾けてほしい。

僕は大部屋で過ごす時間が大嫌いです。

第１９４日目　ヤマトノクニノ

ごはんがあんまり食べられない。いや、食べる気がしてこない。俗にいう食欲がない状態とは少し違う。口に入れる気にならない。完全に病院のごはんに飽きてしまった。

僕は、病院のごはんをマズいと思ったことはほとんどない。メニューもバリエーションが豊富だ。しかし、急に飽きてしまった。

たぶん病院食がどうこうという問題ではないと思う。どんなにメニューがたくさんあっても、軸の味が同じだったり、食器とか調理環境のニオイとか毎日共通している部分があったりして、そこに飽きてしまったのだ。

だから、今夜はコンビニで総菜パンを買った。ウインナーのパンとカレーパン。どっちもド定番のわんぱくメニュー。しかし、病人にはあまり接する機会のない剛の食べ物。

夕飯時が楽しみだ。

今日の夕食が運ばれてきた。麻婆豆腐とシューマイ。

マーボーとシューの日かよ……。

僕は、どこか変化のない病院の味に飽きていた。メニューの根幹たる何かに。そのために、今日はひと味変わった食事を自分で用意した。神奈川県は横須賀市在住の海軍基地勤務米兵のスケーターボーイ息子が、スタンディングで食べるようなウインナーのパンだのカレーパンだの。僕はとても楽しみにしていたのだ。

そんな日の晩餐にマーボーとシューを持ってくるかね？　病院メニューの中で、最も根幹を崩した亜種メニュー。辛みを楽しませる唯一のメニュー。

これなら……食えちゃうじゃない
パン食べたい。でも、食べられる病院のごはんを残すのは、やっぱり忍びない。パン食べたい。でも……。しょうがないか。

僕は、横須賀メリケンボーイにはなることはできなかった。耐えがたきを耐え、忍びがたきを忍ぶ。僕は日の丸ボーイ。結局、サツマイモのツルまでも食べて生き抜いた敗戦国の血と歴

～ 横須賀メリケンボーイ ～

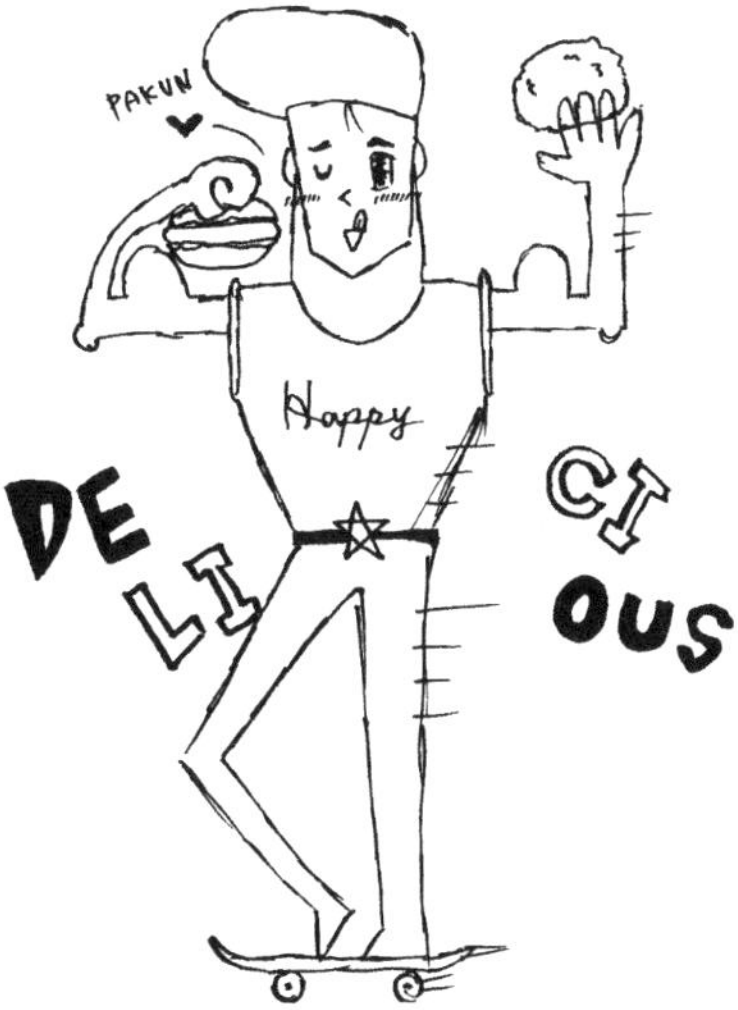

ハロ～。アイ ハバ パ～ン。
ユー ハ 我慢ヨ～。
退院 ノ 日 ニ ラブナモノ 食ベル イイネ～。
オーケーカモン、ダンスパーテー。
リッスン ツー ロカビリー。
シー ユー アゲン ハバ ナイス デイ。CHU ッ☆

史を受け継いでいるのです。そんな僕に食べられるものを粗末になんて出来ません。

パンは明日以降。今日は中華。贅沢は敵。欲しがりません！

第195日目　怒りの〝LOVE YOU ONLY〟※

朝5時。寝汗をかいて起きた。とても恐い夢だった。

僕は学校の教室にいた。そこにはカワイイ女子もいて、僕は彼女たちと談笑していた。会話の内容は「僕がかっこいい」だの「僕がイケてる」だのといった、そんな他愛のない内容だった。極めて有頂天になっているところに廊下の方から金切り声が。

「キャアアァァァァァァ……」

悲鳴は少し収まったものの廊下は依然騒々しい。

何があったのか。僕は心配する女子を振り切り廊下に行ってみることにした。廊下では慌てふためいた同級生たちが、眼をひんむいて必死に僕の右から左へ駆け抜けて行った。

まるで、ゲルニカ。灰色の景色。

「うわぁぁ、な、長瀬がキンタマを潰しにくるぞー。みんな逃げろ」

眼を向けると、廊下の奥の方からこちらにゆっくり迫ってくる同級生のＴＯＫＩＯの長瀬くんが。駆け抜けていったみんなは長瀬から逃げていたのだ。すでに何人かはキンタマを潰され

※「LOVE YOU ONLY」：TOKIOのメジャー・デビューシングル。作詞：工藤哲雄

たらしくその場に倒れ込んでいた。

長瀬は吠えている。そして、その近くには逃げようにも腰を抜かしてしまって動けない僕の両親がいた。長瀬が徐々に近づく。

「う…うわぁぁ〜」

泣き叫び怯える僕の両親。そして遂に長瀬は僕の両親を壁際にまで追いつめた。長瀬はM字になって座り込んでしまった僕の親の脚の間に立つと、膝を高く上げそのまま股間目がけ思い切り足を振り下ろした。

パンパンッ！

長瀬は他の人間同様、僕の両親のキンタマも踏み潰したのである（夢の中なので母にもキンタマがあった）。二人からは悲鳴すらあがらず、まるで操る人のいなくなったマリオネットのようにグタリとその場に突っ伏した。

早く逃げなければいけない。この間も廊下では長瀬のキンタマ潰しは続いている。そのときだった。

「なにしてんねん。お前を逃すわけにいかん」

それは同級生のナインティナインの岡村さんだった。

「これ見てみぃ。長瀬の書いた手紙や」

そう言って、岡村は僕に一枚の手紙を渡してきた。

お前の両親二人のキンタマを潰す。

何ぃ！　そこには僕の両親のキンタマが潰されることが予告されていたのだ。僕の両親は何をしてそんなに長瀬を怒らせてしまったのか。岡村は続けた。

「お前がケリつけなあかんやろ。お前の両親のせいで関係ないモンまでこんなに傷ついとんねん。ここは両親の尻拭いのためにお前が長瀬にキンタマ差し出してみるしかないやんけ」

岡村は怒っていた。廊下からは呻き声。長瀬の怒号。逃げ惑う人の悲鳴。暴れる長瀬を見た。

無理無理

キンタマを踏み潰されるのは恐い。僕は逃げたい一心で岡村にキレ返した。

「うるせぇ！」

そして、岡村のキンタマを握った。すると、岡村も負けじと僕のキンタマを握ってきた。キンタマ握りの我慢比べ。

「ゔゔ」

先手に出た僕だったが、しまった。ややキンタマの握りが浅い。ぐぐぐぅ……。

それに痛い。キンタマ特有の重たい痛み。僕は競り勝つために岡村のキンタマをもう少し深く握りたいが、体の位置を動かせば、岡村の方がより僕のキンタマを深く握れる位置にいる。攻めるに攻めれず、不利な泥仕合になってしまった。もうダメだ。

やはり、先に折れたのは僕の方だった。

「わかった。降参だ。オレが長瀬の餌食になる。その間にみんなを逃してくれ」

「よし、まかしとき」

一発ＫＯとはいかなかったが、キンタマの握り合い特有のそろそろとした幕切れ。岡村と僕は、互いのキンタマから手を離した。

一度心を落ち着かせ、再び廊下を確認した。長瀬は？　廊下に居ないぞ……どこだ……外だ！　長瀬は外にある電柱のてっぺんに立っていた。なにをする気だ？　すると長瀬は電線を手刀で切り、放電された電気を身に纏い始めたのである。

「うおおおおぉぉぉぉ！」

電気のパワーとスピードを手に入れた長瀬はもはや無敵であった。僕はそのとき、改めて長瀬に自分のキンタマが潰されることをリアルに実感し、再び恐怖に支配された。ダメだ！

僕は岡村との約束を破り、一目散に逃げ出した。長瀬はそれを見逃さなかった。僕を見つけたのだ。電気の戦士となった長瀬は、僕を目がけ光の速さで飛んで来たのである。

「はッ！」僕は、汗ビッショリで起きた。

なんだか、岡村さんとのキンタマ握りの我慢比べの鈍痛が少し残っているように感じた。

第196日目　ただ、どうでしょう…？

なんかやればやるほど採血が恐くなってますけど、ひょっとしたら今日で最後かもしれない。新しい患者さんの都合により、僕は違う大部屋に移ることになりました。僕の向かいの人は、ずっとカーテンを開けっぱなしで口をペチャつかせている（舌打ちのような、歯間の食べ物を取るような音）おじさん。僕は再び落ち込みました。向かいのベッドの人には早く歯磨きをしにいっていただきたい。

午後からはすぐにでもここから抜け出してカフェに行きたかったが、Y先生が採血結果を持って来てくれる時間がハッキリしないので大部屋待機。くるしいぃ。

15時ころ、外来を終えたY先生が来てくださいました。

「白血球が0・9。これじゃあ退院は厳しいですね」

なんだか、先生からもこのセリフを言い慣れた感が出てきた。

おい、骨髄やい。ちゃんとしろって。頑張れ！　オレだって毎日サボらずポケモンやってんだぞ。お前にもズ

検査項目	結果	正常値
白血球	0.9 ▼	3.3-8.6
赤血球	2.76 ▼	4.35-5.55
血色素量	8.5 ▼	13.7-16.8
血小板	1.5 ▼	15.8-34.8
CRP	0.3>	0.3 未満

先生も僕との別れがツラいのでしょうか。「退院」というワードを出し渋っています。（第196日目）

リの実やろうか。コラ！

ということで、退院はお預けで、この大部屋で過ごすことになるわけですか。

「ただ今週末、どうでしょう。外泊というのは？」

せんせー。せんせせんせせんせーい、さんせーい。せんせいにさんせーい。

Y先生もなかなか粋な言い回しをしてくるぜ。よっしゃ。そう言うなら、僕も外泊しようじゃないの。いつも「大部屋が嫌だ」「ツラい」「カウンセラー」と文句を言い続けたことが先生のハートを動かしたのだ。

温情に感謝！　継続はチカラなり！

夜、病院の入り口前の外のロータリーにあるベンチで座ってました。バス停にいるのは病院関係者の人かな？　お疲れさまでした。僕も誰かに「おつかれさま」と言われるような役に立つ人間に戻れるだろうか。

20時半ごろ。突然の豪雨。屋根の下に居ても、雨が地面にぶつかった跳ね返りの雫が体に当たる。かなり強い。打ち付ける雨の音。こもった熱とともに上がるアスファルトの匂い。迎えに来ている車の排ガスや、かすかに漏れるカーステレオの音。

ここは外。以前だったらストレスに感じたこんなことに、今は心が弾んでいる。

僕は広がる大地と大空の中に自分が居ることに喜びを感じている。

第１９７日目　外の世界で起こること

なんとか勝ち獲った外泊は、本日11時スタート。ポポポォ～ン。

一泊分の荷物をまとめ、久々に私服を着ると少しパリッとした気持ちに。そしてオリンピック。女子はアリソン・フェリックスが出てた。大好き。織田裕二もアリソン・フェリックスが好き。

僕はドラマ「お金がない」も「踊る大捜査線※」も「東京ラブストーリー※※」も好き。たまに歌手活動をしだすところも目が離せない。ひょっとしたらアリソン・フェリックスも織田裕二が好きかもしれない。だったら、３人で織田裕二さんの好きなところの話をして、その間に僕の持ち前のヒューモアで、裕二ともどもアリソンに好かれたい！　そして最終的には「裕二ヨリ、チョットダケ、好キナリ」と言われたい。

両親に迎えに来てもらって、道中でお昼ごはんに連れて行ってもらった。僕は何が食べたいか聞かれた。

「うどんがいい」

「は？　うどんだぁ？」

父は、完全に侮蔑した嘲笑を浮かべ聞き返してきた。

※踊る大捜査線：フジテレビ系で放送された日本の刑事ドラマシリーズ「踊る大捜査線」より
※※東京ラブストーリー：柴門ふみによる日本の漫画。フジテレビ系でテレビドラマが放送された

なぜだ！　うどんは珍回答なのか！

僕は敢えなくうどんを諦めた。そして「食べたいものはなし」とし、ファミレスに連れて行ってもらった。車から降りた僕は完全に車酔いをこじらせていたが迎えに来てもらっといて「運転に酔った」とはどの口が言えよう。しかし完全に顔面が青ざめとります。

実家に着くとさっそくOくんとSさんが声をかけてくれた。

一時退院中には地元をいろいろ巡り、新しい発見を繰り返している。今日はアートのイベントに行き、そのまま周辺をブラブラすることになった。

昔は街で一番栄えていた区域だったが、いまは時代も変わりだいぶ寂しくなっている。

僕らは一軒の喫茶店に入った。ヨーロッパ系の調度品が飾られた薄暗い照明の店内に木造の佇まい。店内には70代くらいのお店のおばあさんと、お客はカウンターに常連の70代くらいのおばあさん二人だった。計２１０才の女子がボワワンと集っている様は魔女の集まりのようでもあった。

僕らはテーブル席に通されメニューを見ていると、先ほどから常連客に対してソワソワしていたSさんが、おばあさん（客）に急に話しかけた。

「それ美味しそうですね、なんてメニューですか？」

なんと！　すっげぇな。アッパレだよ。

普通なかなかしゃべりかけれんぜ。それにおばあさんの食べかけのトースト見て食欲そそられるかね。魔女は急に話しかけられた驚きと、話しかけられたのが嬉しかったのだろう。

「ん？　食べる？」

みたいなことを言い、真っ赤なルージュが付いた食べかけのトーストを差し出して来た。僕は、それはさすがに厳しいですという気持ちで見ていたが、Ｓさんは、それはさすがに悪いですという気持ちで断り「メニューには載っていない」と言われる幻のピーナッツバターサンドを頼んだ。

それにしても僕はＳさんの純粋な行動力にとても感動した。普通に気になったから聞いただけなんだけど、こうゆうのってなんだか大人になるにつれなかなか出来なくなっていく。病気の制限とは関係なく、僕はまだまだ成長したい部分が多い。

第１９９日目　英断グルリルグ

病院に戻ったが、昨日は外泊が許されたんだから今日だって外出してもいいだろうと思った僕は、近場で遊べるところを探した。するとバスでちょっと行ったところの大きな公園でポケモンがたくさんでるらしい。今日はポケモンをゲットしに行こうではないか。

昼食を済ませ、着替えを持ってこそこそと病院を抜け出した。20分強で目的の公園へ到着した。さっそく数種類のポケモンをポケした。それにしても周りの光景に驚く。こんなにたくさんの大人たちがスマホを持ってウロウロ。僕は病院にいるから、自分のポケモン熱と社会とは温度差があるかと思っていたがそんなことはなかった。やってる人はたくさんいた。

本当にポケモンがたくさんいるので、散歩がてら公園を一周してみることにした。人の少ない奥の方のまだ見ぬポケちゃんにポケれるかもしれない。

向かうはまだ見ぬフロンティア。アップダウンもなかなか激しく人自体も居なくなってきた。なんだか、ポケモンも少ない。

だがここからだ！　僕は炎天下のなか、力強く歩みを進める。これこそアメリカンスピリット。苦労をすればする程、珍しいポケモンがいそうな気がする。僕はポケモンの黄金郷を目指しどんどん先へ先へ、森の奥へ進んでいった。そして遂には周囲にポケモンの影すらなくなった。夢のゴールドラッシュ……。

いるのは中空漂う名も知らぬ小虫の群れのみ。僕は汗だくで疲れ切りポケモンＧＯを知った。人が居ないところにポケモンはあんまり居ない。

気づけば現在の居場所も見失い、冒険の危険さも知る。僕は冒険を止める英断をした。来た道をグルリ〜〜ルグ。汗だくだし、瀕死寸前でした。こんなところで迷子で倒れたりしてたら大恥です。

『白血病患者！　病院抜け出し、ポケモン！　倒れているところを地元小学生がお手柄ゲットだぜ！』といった地元新聞の小枠に掲載されてしまうところだった。

それに僕は、病院内では模範患者として看護師さんたちに評価されたいと常々思っているのだ。こんな珍事を起こしてしまったらナースステーション大盛り上がり。

「アイツどんだけポケモン好きなんだよ。いい年ぶっこいて」

「てか、赤・緑世代なんだって。超武田鉄矢〜！　マルちゃんかっての！　キツネかタヌキ捕まえてろっての」

「赤・緑ってバングラディッシュかっての。正式にはバングラデシュかっての」

「そんなにポケモン好きなら点滴じゃなくて通信ケーブルつないでやろうかしら？」

「あはは、先輩ウケるー。あ、せんせ〜い。この新聞みましたぁ？　この患者さん超ズバットしてるんですけどぉ」

なんてことにもなりかねない。ゾッとします。それに、一日ポケモンに夢中になって思ったことがある。

僕はこんなド平日になにをやっているんだろう……。

みんな息抜きにポケモンをやっているんだよ。あくまで、仕事の合間とかに。それをポケモンメインの一日って……。う〜情けない。少し自己嫌悪に陥りました。

第２００日目　大天使ミカエルの化身となり現世に発つ前日

昨日こっそり外に出たせいか、すっごい咳が出る。黙っておくことにします。

午前中に、Y先生が今日の採血結果を持ってやって来た。

「白血球が10を超えましたので、明日退院ということにしましょう」

う、う、うわぁぁぁあああああ！！！！

お、おわったぁぁああ！！

約半年間。終わった。急に終わった。んもう、いつも退院は急に決まるんだから。もうちょっと余裕をもってだねぇ、教えてくれないとだねぇ〜えへへ〜。へへへ〜。へへ〜。へへへ〜い！

文句ばかり言っていた入院生活でしたが、振り返れば無力であった自分しかありません。でも僕は生き続けました。そして、僕を助けてくれた彼とも離れるときが来ました。カテーテル。僕も知らない、僕の内側で過ごしていたカテーテル。左上腕から入り、38・5cm先の僕の心臓ってどんなんでした？

僕の戦友。救世主。果たして、どうやって抜き取るのか。

検査項目	結果	正常値
白血球	1.4 ▼	3.3-8.6
赤血球	2.52 ▼	4.35-5.55
血色素量	7.7 ▼	13.7-16.8
血小板	2.7 ▼	15.8-34.8
CRP	0.3>	0.3未満

死んだらできなかったことをできるようになった。とりあえず治療中にもらった感謝の数を相殺することが、僕の義務であると思う。それが生きた喜びだといまは感じる。
（第200日目）

最初に挿入したところにいって、少し切ったりするのかと思ったら、Y先生がチュルチュルと引っ張り出すという。

あらアナログ。こうゆう方法が地味に恐い。それにY先生により今すぐ行われるようだ。いまや、カテーテルへの感謝の気持ちはない。ただの危険因子。恐怖の象徴。安全に痛くなくサヨナラできるよう心より願う。Y先生に時折、腕をグッと強く押さえつけられる。

あああ……なに？　あぁ……や、こわい……。何か確認しているのか？　慎重に優しくお願いしますよ。雑にガッとやらないでくださいよ。あ、何？　いや、ちがう。このグッのときにチュルッとやってる。なんにも痛くない。

「はい、終わりました」

あ、やっぱり。こうしてカテーテルの抜き取りは終了。さすが僕の主治医。名医。カテーテルを抜き取った左手の指先は少しジンジンして温かくなった気がした。

最後にカフェに行って、いよいよ終わるんだなと黄昏れる。コーヒーの苦味が心に沁みる。すっかり体も変わってしまった。体毛もなくなった。よく見れば西洋のエンジェル。フラットに見れば東洋の餓鬼。

まぁ、なんか全てめちゃめちゃになったけど、お祝いの意味でおかし食べて寝よう。

～ 抜いたカテーテル ～

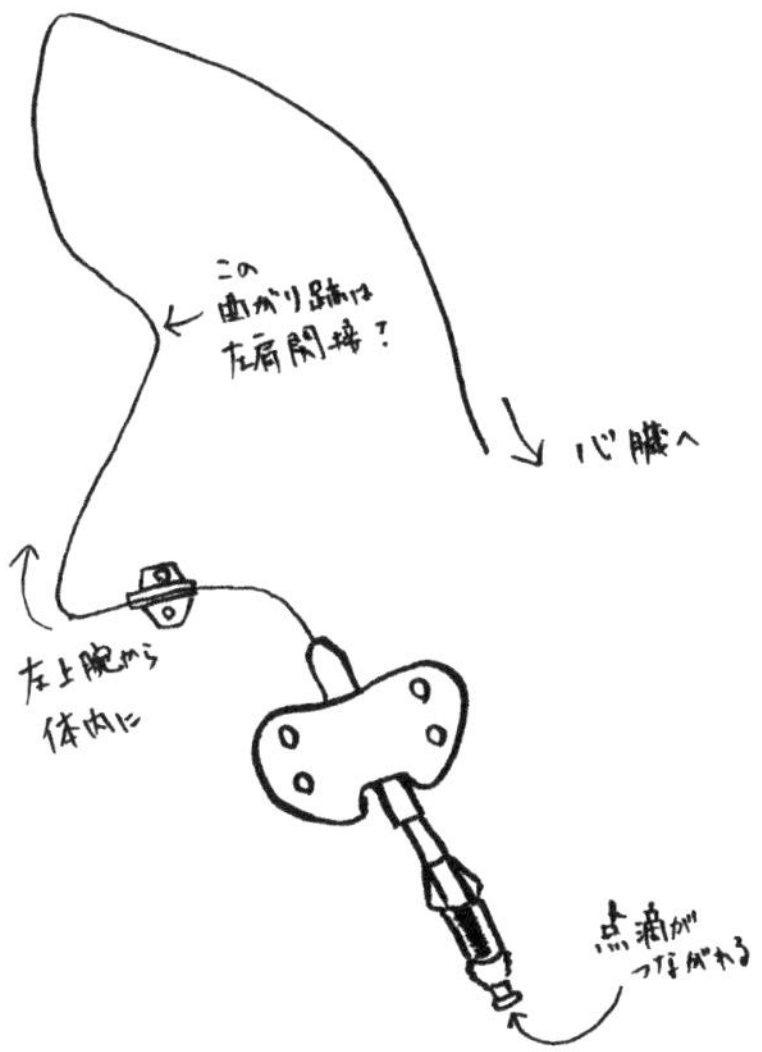

ありがとう。
最後の方は、輸血のとき詰まっちゃうこともあったけど、本当に感謝の気持ちでいっぱいだよ。君が最初から最後まで僕を助けてくれたことを、僕は絶対忘れない。少し、左腕が寂しいとも思う。

第201日目　ある200と1日の話

遂に退院当日。何だか特別で複雑な日だ。嬉しいような寂しいような。

僕は6人部屋の窓側のベッドで過ごしている。向かいのベッドは仕切りカーテン開けっ放し男A氏。いつもその生活を僕の視界にさらしてくるのに少し参っている。そして今朝ははす向かいの患者B氏が大活躍。

『ピピピ　予定ノ時刻デス　ピピピ　予定ノ時刻デス……』

高音の電子音と女性の声。アラーム。そして、このアラームは回数を重ねるごとに徐々に音量がアップしていく。

オイオイオイ。もはや、大部屋全員を起こせる程の大音量になっている。結局、止められる気配のないまま20回くらいでアラームは自動停止した。どうやら目覚ましの持ち主B氏はいないようだ。まぁ、止まってくれてよかった。やれやれ。だが。

『ピピピ　予定ノ時刻デス……』

スヌーズ！

徐々に大きくなる音量。止められることなく20回。勘弁してくれ。これは持ち主のいない目覚まし時計がスヌーズし続ける例のヤツ。もはやこの大部屋には不穏な空気が立ち籠めている。そもそもなんだ!?　B氏の予定っ！

それが何度か続いたとき、ついに患者本来の起床時間に。この大部屋に看護師さんがやってきた。

「おはようございまーす」

『ピピピ　予定ノ時刻デス　ピピピ　予定ノ時刻デス……』

「あら、何か鳴ってますね」

そうよそうよ看護師さん。この看護師さんの発言に続き、僕の隣のベッドからも「チッ、うるせぇなぁ」と舌打ちが聞こえた。

看護師さんという問題解決人が現れた途端にデカい態度で不機嫌アピールを始めた卑劣な男C氏。

「Bさ～ん？」

看護師さんが名前を呼びかけてカーテンを開ける。

看護師さん。残念ながら、このアラームはずっと鳴り続けているんだ。彼はいない。そこに声をかけても意味がない…

「……あぁ……すいませ～ん……」


B氏いたんかいっ！

それに思いっきり寝起きの声。30分くらいスヌーズしてたよ。マジか！　すげぇな！　それにしても、卑劣な男C氏。

個人的な意見だが、起きれずにアラーム音を消せないB氏よりも、注目すべきはC氏のあの舌打ちをしたタイミングの卑劣さである。味方が来たとみるやいなやの強気の態度はなかなかのダサさであった。エクセレンッ！

最後に血液内科のある病棟にお別れの挨拶に行きました。ここの看護師さんたちには本当にお世話になりました。友達のように楽しくて、弱れば支えてくれる頼りになる人たち。なんだか、ちょっと久しぶりだし改めて挨拶に行くと照れる。

ナースステーションで「今日退院なので、挨拶に来ました」と言うと「あ、おめでとう。ちょっと待ってね。おーい、若い子たち〜」と今日勤務していた看護師さんたちが集まってくれました。6、7人くらいかなぁ。集まった看護師さんたちがナースステーション前に横一列に並んでくれる。それにしても「お〜い、若い子たち〜」とは。

そして、そこには若い子じゃないけど毎日クリーンルームの清掃に来てくれた清掃員Tさんも。

と？　Iさん？

第4コース開始時に大部屋で一緒になった、おじさん患者Iさんもなぜか列に加わった。今はクリーンルームで治療中でしたか……。まぁ、正直そこまで話すことがあるわけではないが、退院を祝ってくれるなら、快く、その気持ちを頂きましょう。

まず先頭を切ってIさんが話しかけてきた。

「…うん。…うんうん。はい。…はいはい。……はは。なるほど…。………。へぇ～…。あっ！　…あ、はい。え？　…あ、はい…はいはい、聞いてます。………あ～なるほど、はい………。はい？　あぁ……はい。うんうん……うん」

なげぇ！　なげぇなげぇ！

ア、アレレ？　あ、ちょっと！　待って。行かないで、ちょっとちょっと！

Ｉさん長えんだ！　並んでいた看護師さんが次々に仕事に戻って行ってしまう。一人目はナースコールだったかな。そして一人抜ければ「私も作業が……」と言ったようなものだ。もう止まらない。看護師さんたちはフワフワとタンポポの綿毛のように散っていってしまった。

みんな仕事がある。忙しい。それは承知で、短い時間でもみんなと思い出を語り感謝を述べられたらと思って、照れくさいながらここに足を延ばしたのだ。

それが、まさかＩさんの話を聞かされている最中に皆とお別れを果たすとは。Ｉさんからはなんの話をされたのかも覚えていない。途中からはずっと、１ピースごとに欠けていく看護師さんのパズルを目で追うので精一杯だった。

そして、だれもいなくなった。するとＩさんの話は終わった。

最後にＩさんがナースステーションのカウンターに戻った看護師さんを見つけ「まぁここには若い子もたくさんいるから良かったら一人なんとかかんとか……」と、らしくないことを言って僕とその看護師さんは「ははは」と言わされました。

そして誰もいなくなったところで、ようやく僕のターン。

「あ、あのー、お世話になりましたぁー」

ナースステーションで各々作業を行うたった二人くらいの看護師さんに、声が届くように少し大きめの声で、大雑把な挨拶をしました。

想いの丈届かず！

これで、病院も終了。

自力で帰りたかったがさすがに荷物が多いので、今回も両親が車で迎えに来てくれました。

本当に終わったんだなぁ。病院から離れる生活の方が違和感を感じる。でも、ここからは自分で歩ける。いわば僕は微量でも自由を手に入れたわけです。

退院という特別な日。ちょうど、お昼時。母に「何が食べたい？　前に言ってたうどん？」と聞かれ、少し前回のことも考えたが、やっぱり「うどん」と答えた。

かけ？　ざる？　天ぷら？　ちょっとビールもいっちゃって……なんてね。甘えるな。そんなメシ、ウチの父が許すわけないだろう！

「はぁ？　うどん？」

古くは奈良時代に唐より伝えられたと言われる歴史ある麺料理うどん。消化が良く、食後のエネルギー変換が早いためスポーツ選手の試合当日のメニューとしてもよく挙げられる。そんなうどんは父には響かない。響かない部分を差し引いても、退院のときって比較的、退院した人の食べたいものの希望が通ると伺っておりますが、それでもうどんは受け入れてもらえない。ひょっとして僕の言ってるうどんと、父の想像しているうどんは別の食べ物なんだろうか。

退院初の食事はファミレスです……。

ファミレスぅう？　ハァ……。美味しいですけどね。

ファミレスへ向かう道中、僕は後部座席の窓から外を見ていた。

なんだか、サタンが降りてきそうなくらい分厚く真っ暗な雲なんですけど。白血病寛解したのに、新たな門出がとんでもなく不安なんですけど。退院を祝福するものなど何もないのか。

白血病をも超える過酷な運命が、まだ僕に襲いかかってくるのか。

あ、治療費も払わんといかんじゃん！

おぉおぉお、病気よ……。白血病よ～。

生きるのもなかなかにしんどいじゃないかぁ。

第１２１２日目　おわりに

２０１６／２／８。僕は急性骨髄性白血病を言い渡されました。絶望の中、その日から日記を付け始めました。

闘病中、僕は今まで以上にたくさんの人にお世話になりました。そのお世話になった方々に、報告の意味も込めて毎日書いていた日記を読んでもらいたいと思い、この度の経緯に繋がりました。

僕は現在「5年後に生きている可能性は50%」の中で生きています。ただし、退院してから今まで過ごしてきて、楽しい日はあっても楽しい期間はいまだに一切ありません。

それはあの入院をしていた記憶が過去のものになってしまっているからなのかもしれませんが、僕にとって退院してから現在進行形での毎日が、今までの人生の中で最もつらい日々と言っても過言ではありません。それは白血病で入院していた頃よりも。

この先の未来が、今の生活の延長であるならとっくに人生なんて終わっていいとも思います。病気で死んでいても良かったんじゃないかと思ったことだって何度もあります。

でも、まだそれに至ってはいません。それはこの言葉が僕にはあったからです。「5年後に生きている可能性は50%」。不思議ですが、死ぬ可能性を伝えたこの言葉が「どうせ生きてる確率だって半分なんだし」と、毎日を生き続けることの支えとなっています。

僕はとても弱いです。自分の程度の低さのせいもありますが、病気になってしまったことの因果に勝てそうもありません。でもだからこそ、その弱さが人の役に立てるチカラになるんじゃないかなぁと思っています。

病気の方。入院している方。そのご家族の方・恋人の方・友人の方。病院関係者の方。医療の道を志している方。部屋から出られない方。外に出るのが恐くなってしまった方。病気が治った方。病気が治ってからつらい思いをしている方。自分に自信のない方。これは闘病の日記ですが、僕はいろんな人に向けて楽しんで読んでもらいたい気持ちで書いたつもりです。心の弱い僕の日記なので、心の弱った時の方が伝わるのかもしれませんが、たくさんの人の心を元気にできたら幸いです。

そして改めて。

僕には僕を生かそうとしてくれた人がいました。そして今生きているのは、僕の知らないたくさんの方の支えがあったからこそです。この病に苦しまれた先人の方々や、献血をしてくださった方々。そして日本の制度や医療機関にも。直接会って伝えたい気持ちをこの作品に込めます。

こんなことでお礼になるとも思いませんが、この日記は感謝の手紙です。

日本の皆様、お世話になりました。僕の日記でたくさん笑ってください。

検査項目	結果	正常値
白血球	2.7 ▼	3.3-8.6
赤血球	4.35	4.35-5.55
血色素量	13.9	13.7-16.8
血小板	19.4	15.8-34.8
CRP	0.3>	0.3 未満

（第1212日目）

今象 久傘（こんぞう ひさかさ）
ペンネーム

1985年愛知県生まれ、東京都在住。2016年に急性骨髄性白血病と診断され、入院治療を受ける。病前に目立った活躍はないが、かといって寛解後も特になし。2019年現在は、半年に一度、経過観察のために通院している。

THE 30才 男 白血病！

2019年7月10日　初版第１刷発行

著　　者　今象 久傘
発 行 人　木村 浩一郎
発行・発売　リーダーズノート出版
〒114-0014　東京都北区田端6-4-18
電話：03-5815-5428　FAX：03-6730-6135
http://www.leadersnote.com

装　幀　嶋田 真之介

印刷所　株式会社平河工業社

ISBN 978-4-903722-76-4　C0047